JN084114

塩とメダカと
くすりのうごき。

水槽図でイメージする薬物動態の本

日本大学薬学部 病院薬学研究室 教授

福岡憲泰 著

南山堂

―――――― 編集協力 ――――――

竹内 敏己

徳島大学大学院社会産業理工学研究部
理工学域数理科学系数理解析分野 教授

伊藤　進

香川大学医学部小児科学講座
香川大学 名誉教授

🪭 はじめに 🪭

　筆者が病院薬剤師として TDM（治療薬物の血中濃度管理）業務を担当していたとき，血中濃度や投与設計について医師と検討する機会がしばしばありました．そのとき「薬物動態」や「速度論」の説明もしてきました．「薬物動態」は「くすりが動くさま（動く様子）」であるのに対し，「速度論」は「薬物動態の解析や予測」に使われるため，説明には数式が必要不可欠です．数式での説明とあわせて，本書で紹介する薬物動態の考え方を言い添えると，「なるほど，今まで聞いてきた数式が何を表していたかわかった」とよく言われました．

　このほかにも各診療科医局や病棟での説明会，薬剤師の研修会，薬学部実務実習生の講義でも同じような感想を多くいただき，「薬物動態をイメージできれば数式を読み解くきっかけになる」と実感しました．

　速度論で必要不可欠な数式は，「くすりのうごき」を意識してみると理解が深まります．例えば「分布容積＝投与量÷血中濃度」の式から経口剤の分布容積を推定するには，血中濃度が刻一刻変わるといった「くすりのうごき」を踏まえると，どの時点で血中濃度を測定するのが望ましいかがわかります．速度論での数式が公式で表されるのに対し，「くすりのうごき」は抽象的な概念であり，薬の特性や患者の状態により流動的に変化します．この「くすりのうごき」に関する概念は文章のみで表現されたものが多く，そこから導かれる数式を苦手とする方は少なくないでしょう．

　また，実務では医師をはじめ他者に自分（薬剤師）の言葉で説明することが求められますが，言葉だけで伝えることの難しさを感じている方も多いと思われます．「くすりの効き方」は，薬理学で習得した専門知識によって概ね説明できる一方，「くすりのうごき」については，薬物動態学で習得した専門知識そのままを使っての説明は理解しにくく，何か他者と共有できるような表現を用いる必要があります．しかし，これを見出せずにいる方が少なくないと思われます．このことが，TDM が実務としてなかなか定着してこなかった理由のひとつであるとも考えています．

　「くすりのうごき」をイメージできれば，自分自身が数式を理解しやすくなるだけでなく，他者への説明もしやすくなります．文字による解説と数式だけで理解できる方もいますが，私と同じくそれが苦手な人にとっては，イメージは理解を助けてくれます．また，本書は実際に医療スタッフや学生からの疑問に答えたり，一緒に考えたりした内容を取り上げているので，自分の言葉で伝えられるような「糸口」も見出せると思います．筆者は薬物動態学の専門家ではありませんが，「イメージによる見方」をまとめてほしいという多くの要望をいただいたこともあり，甚だおこがましいことですが本書を出版することになりました．今さら訊けないことについて「目からウロコ」と感じてもらえることがひとつでもあればうれしく思います．

「イメージによる見方」は筆者が実務を通して考えたので，本書の内容が独りよがりにならないよう，また，本来の考え方や解釈からそれることのないよう二人の先生にご協力いただき，編集を進めてきました．

　竹内敏己教授には，刻一刻と変わる「くすりのうごき」を正しく表現できているかどうかを中心にご確認いただきました．先生は，数値解析 (応用数学) がご専門で，薬物動態学と速度論を理論的な観点から教えていただいています．薬物動態解析ソフトウェア「Easy TDM」(香川県 TDM 研究会) の計算プログラムの制作者でもあります．

　伊藤 進教授には，薬物動態の考え方やパラメータの解釈をどのように治療で活かすのか，医師や患者からの質問に対する回答内容が相応しいかどうかを中心にご確認いただきました．先生のご専門は小児領域の臨床薬理・薬物動態，新生児学，ビリルビン代謝です．筆者がルーチン業務として TDM を始める際にご理解・ご支援いただき，病院在職中から薬物動態学や速度論のみならず，臨床医学についても幅広く教えていただいています．

　そして，編集にあたっては南山堂編集部 古川晶彦様の多大なご協力とご助言をいただきました．この方々の協力なくして本書はできませんでした．誌面を借りて皆様にお礼申し上げます．

　2022 年初夏

福岡 憲泰

🪭 本書の読み方 🪭

　本書は，薬を「塩」や「メダカ」に，からだを「水槽」に置き換えて，「くすりのうごき」をイメージしながら薬物動態の基本となる考え方を学ぶために4つの章で構成しています.

　第1章では，体内の「くすりのうごき」の特性を示す基本的な薬物動態パラメータについて，水槽を使ったイメージ図を見ながら理解を深め，第2章ではそのパラメータの臨床的なみかたをイメージするために，9つの質問を用意しました. 第一段階として，この内容を"自分の言葉にして説明すること"を意識して読んでください.

　第二段階は，実践へ向けて第3・4章を読み進めましょう. 第3章は，投与設計の実践に向けた準備です. 臨床現場でよく尋ねられた質問を集めました. TDM業務で役立ててください. 第4章はケーススタディです. 著者が過去に経験した実例から，現在でも臨床応用できる投与設計および管理について解説しました. 実務での対応を意識して読んでください.

　これが苦手意識を持つ方へ推奨する本書の読み方です. 項目ごとに読み切ることができるようにも構成しているので，ページ順にとらわれず興味のあるところからご覧いただくこともできます. 薬を「メダカ」や「塩」といった具体的に計数や計量できるものに置き換え，数や濃度の変動をみながら「くすりのうごき」についてイメージすることで理解を深めていきましょう.

　また，具体的に考えながら読み進めていただくために以下の工夫をしています.

- 体内の薬物動態を表すのに最も簡単な1-コンパートメントモデルと水槽図とを対比して解説
- なるべく数式を使わず，水槽図を多用し可視化
- 微分・積分によって導く結果を，近似的な手法を用いて解説
- 同じ現象を異なる視点からみて，複数のイメージを提示

　おそらく，初めて目にするような説明の仕方も多いと思います. 苦手克服の糸口をつかんでいただければ幸いです.

「血中の薬物濃度を表す単位」について

　本書では，μg/mL や ng/mL という mL 基準の単位ではなく，次のような理由からリットル (L) 基準の濃度である mg/L や μg/L を用います.

- 添付文書中，分布容積は"L/kg"のように"L単位"で表示されている.
- L 表示の容積は体格から推測しやすい.
- μg/mL を"mg/L"の単位に代えても数値は変わらない (例：50μg/mL → 50mg/L).
- 薬物投与量の多くが"mg"単位なので，投与量をそのまま"L単位の容積"で割る濃度は理解しやすい.

　本書は薬物動態をイメージする主旨に沿って，近似手法なども用いて解釈を容易にしています. 細部にわたる薬物動態を論ずるものではないので，動態理論や臨床応用における詳細な内容，まれな事例への対応などについては専門書をご覧ください.

目次

「くすりのうごき」から薬物動態パラメータをみる

　薬物動態パラメータは，からだの中における「くすりのうごき」（＝薬物動態）の特性を表すものです．薬の血中濃度を表す数式にも用いられます．本章では，「くすりのうごき」をイメージしながら薬物動態パラメータをみていきましょう．

　薬物動態学では，人体を１つあるいは複数の仕切られた区画（コンパートメント）に置き換え，薬物投与後に濃度がどのように変化するかを考えますが，本書ではその区画を「水槽」に例えて，具体的かつ定量的にイメージできるよう工夫しています．

　また，「くすりのうごき」は薬物動態パラメータから読み取ることができますが，疾患や併用薬などにより変動する点には十分注意しましょう．各パラメータの特徴や関わり合い，どのような要因から影響を受けるのかを把握することが，「くすりのうごき」の推測につながります．

　本章で取り上げる薬物動態パラメータの解説は，主に「イメージによるみかた」と「体内動態との対比」で構成されています．先に「体内動態との対比」をご覧いただくと，体内での「くすりのうごき」のイメージをつかみやすくなるかもしれません．

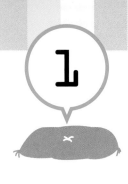

ADME
薬はからだの中をどのようにめぐるのか？

定義 動態学での

ADME（アドメ）：体内で薬が吸収 (Absorption)，分布 (Distribution)，代謝 (Metabolism)，排泄 (Excretion) する過程の頭文字．それぞれの過程が薬物動態に関係する．

薬物動態学とは

薬物動態学とは「薬がからだの中でどのようにうごいているかを明らかにする」学問です．

薬を飲むと，食道，胃を通り，小腸から吸収され血液中に入ります．注射の場合，薬が血液中に直接入ります．どちらもその後，全身に広がり，肝臓で代謝され，腎臓から尿として排泄されます（下図）．

本書ではからだを水槽に置き換え，薬の吸収から排泄までの抽象的な概念を具体的に可視化し，薬物動態学を考えていきます．

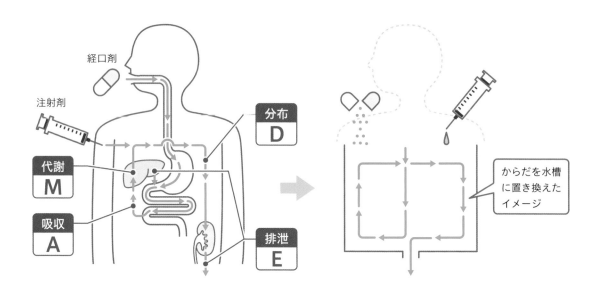

薬の体内動態

　薬は，吸収 (Absorption) されると血液中に入り，体に分布 (Distribution) し，肝臓などで代謝 (Metabolism) され，腎臓を介し尿中などに排泄 (Excretion) されます．

　ADME とは，からだから薬が消失するまでのこれら 4 つの過程の頭文字で，それぞれが薬のうごきに深く関係します．

　吸収とは，薬が血液へ取り込まれる過程です．経口剤では消化管から吸収されます．製剤によって，皮膚，眼，耳，鼻，直腸など吸収部位が異なります．

　分布とは，血液に取り込まれた薬が，体の組織，器官に移行する過程です．血液中では薬がタンパク質と結合します (結合形)．しかし，結合形の薬は組織へ移行できません．タンパク質に結合していない薬 (遊離形) のみが，組織へと移行します．

　代謝とは，薬が体の中の酵素により酸化・還元・加水分解や抱合などを受ける過程です．代謝酵素は主に肝臓に存在します．多くの薬は代謝を受けて不活性化され，排泄されやすい形になります．

　排泄とは，薬が体外へ排出される過程です．代表的な経路として，腎臓・肝臓を介した尿・胆汁中排泄があります．

　「薬」といえどもからだにとっては異物ですので，からだは速やかに薬を体外に出すように働きかけます．薬のうごきとしては，なるべく効き目を出さず速く外に出されるように「からだをめぐらされていること」になります．

　薬は量 (重さ) としてからだの中に入ると濃度 (重さ / 容積) として計測できるので，薬のうごきを調べる方法として血液中の濃度を測定します．濃度は，薬が**下図**のようにさまざまな方法で投与されたのちに血液中に達することで上昇し，その後に目的とする部位 (臓器) へ分布し，さらに代謝，排泄されることで低下します．このように，ADME の各過程を理解しておくことは，時間とともに変わる濃度推移を考える上で大切です．

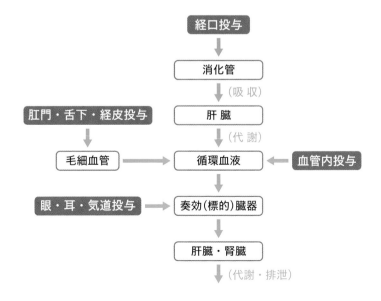

投与方法による薬のうごきの違い

　前述したように薬を飲むときは食道，胃を通ったのち，小腸で吸収され肝臓を介して（初回通過効果），血液の中へと入っていきますが，注射するときは直接血液の中へ入っていきます．本書では，水槽中に塩あるいはメダカを投入することで，血液の中に薬が入っていくうごきを表現しますが，このとき，小腸で吸収された薬が血液の中に入っていくうごきを塩やメダカの投入によって表現するのは難しくなります．したがって，特に断りがない場合には，薬を全部を一度に投入する静脈注射のような投与方法を想定して解説を進めます．

 からだの中の薬のうごき（動態）を考えるポイント
....

- 薬は投与するまでは，重さの単位（g や mg など）で表します．
- 血液中に入ると，薬は濃度の単位（mg/L など）に変わります．
- つまり，薬は「ある容積の液体」に溶けた状態で存在するということになります．
- 言い方を換えれば，ある容積に薬が分布することになります．
- からだから薬が消失するとともに，濃度は薄くなります．
- 濃度の変化で「薬のうごき」を考えます．

2 コンパートメントモデル
からだを水槽と見立てると？

解釈 動態学での

コンパートメント：ヒトの体内全体あるいは一部を器に見立てたもの.
コンパートメントモデル：コンパートメントを使って，薬物を投与してから消失（代謝あるいは排泄）するまでの過程を考えるモデル.

イメージによるみかた

それではまず，下の水槽で水中の塩分濃度の変化を考えてみましょう.

下図の水槽は常に一定流量で新しい水が入っており，穴から同じ流量で水が出ていきます．水の流入・流出が同時に起きることで水槽内の水量は常に一定に保たれ，また，撹拌されてもいるので水は常に入れ替わっています.

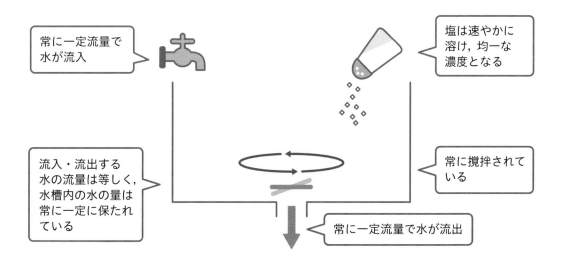

常に一定流量で水が流入

塩は速やかに溶け，均一な濃度となる

流入・流出する水の流量は等しく，水槽内の水の量は常に一定に保たれている

常に撹拌されている

常に一定流量で水が流出

前ページの図では蛇口から流入する水が底の穴から流出し，別に新たな水が流入する状態を表しています．これは下図のように穴から出ると同時に水に含まれるもの（塩，メダカなど）が除かれ，水のみが蛇口から再び水槽に戻るイメージです．前ページの図ではわかりやすくするために同じ流量で水を注ぐことで循環を表します．本書の多くの場面において，特に断りがない場合は前ページの図を用います．

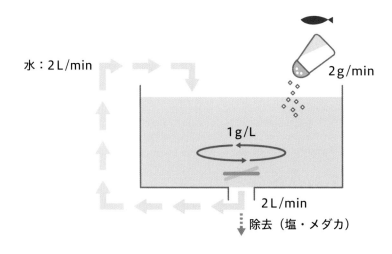

体内動態との対比

水槽をからだ，塩を薬，水を血液に置き換えると，このモデルを使って薬のうごきを考えることができます．

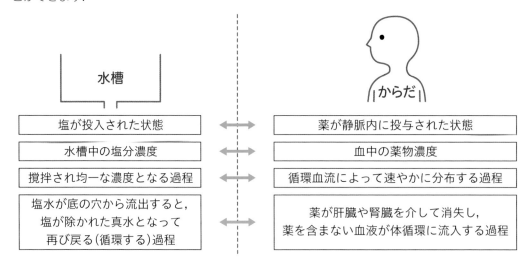

水槽		からだ
塩が投入された状態	⟷	薬が静脈内に投与された状態
水槽中の塩分濃度	⟷	血中の薬物濃度
撹拌され均一な濃度となる過程	⟷	循環血流によって速やかに分布する過程
塩水が底の穴から流出すると，塩が除かれた真水となって再び戻る（循環する）過程	⟷	薬が肝臓や腎臓を介して消失し，薬を含まない血液が体循環に流入する過程

　からだを水槽に見立てて「薬のうごき」をイメージすると，薬の投与から消失までの流れをわかりやすく理解できます (**下図**)．

　本書では，複雑なからだの構造を，シンプルな水槽に見立てて「薬のうごき」をメダカの数や塩の濃度がどう変わるかによって考えます．

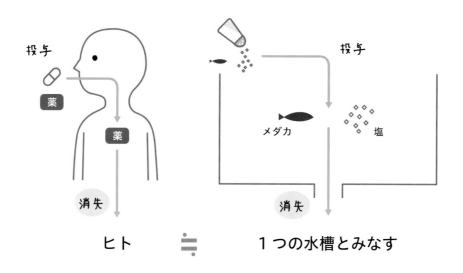

「コンパートメントモデル」と「水槽モデル」

　繰り返しになりますが，からだをコンパートメントとみなしたモデルは，薬物動態のプロセスを考える上でわかりやすい方法です．しかしながら，このモデルは「薬のうごき」を具体的にイメージしにくいという欠点があります．

　ところで，以下の主な薬物動態パラメータとその単位から考えると，水槽に何かを溶かすイメージで「薬のうごき」が理解しやすくなりそうです．

投薬量　　　→重さ：mg，g など
血中濃度　　→濃度 (重さ / 容積)：mg/L など
分布容積　　→容積：mL，L など
クリアランス→流量 (容積 / 時間)：mL / min，L / hr など

　コンパートメントモデルの欠点をカバーし，重さ，容積，流量，そして濃度の変動をイメージしやすくしたモデルを「水槽モデル」と称し，本書ではこのモデルを用いてわかりやすく薬物動態の基本を解説します．

3 一次反応（消失）速度
メダカの減り方は？

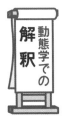

解釈 動態学での

一次反応：ある物質量の瞬間の変化（速度）がそのときの物質量に比例すること．とくに物質が減少する場合には，一次消失と呼ぶ．
一次消失速度：体内の薬の量に比例して薬が減っていく速度〔単位：薬物量／時間（mg/min など）〕．

　多くの薬は一次消失過程を示すので，体内の薬の量に比例する速さで，薬が減っていきます．それでは水槽を使ったモデルで一次消失過程が説明できるかどうか，メダカを使って考えてみましょう．

 ## イメージによるみかた

　まず，常にメダカの数が定速で減る場合（0 次消失）を考えます．そして，その考えを発展させることで一次消失をイメージします．
　ここでは，ある一定時間内に「流入した水」と「水槽内の水」が上下の層に分かれ，下層の水のみが流出することとします．そして一定時間が過ぎると，上層と下層の水はすみやかに均一に混ざるとしましょう．そこにメダカを入れたとき，流出数はどのように変わっていくでしょうか．

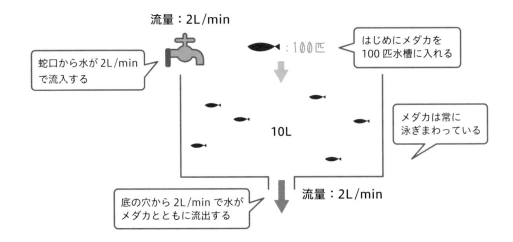

1 水槽の前提条件

以下，一定時間を1分間として考えます．

10Lの水槽に，2L/minで水が入り，同じ流量で水が出ていきます（前ページ図）．

2 初期状態：0分

水槽にメダカを100匹入れると，メダカはすぐさま均一に広がります．

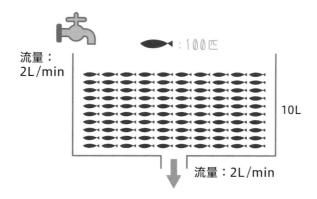

3 局在：0〜1分

この間は次のことを想定します．

- 新たに流入する水とメダカがいる元の水とは混ざらない．
- 上と下の2層に分かれる．
- メダカのいる下層のみが流出する．

10Lの水槽に100匹メダカがいるので，1Lあたり10匹（10匹/L）です．2L/minで水が流出するため，はじめの1分間で10匹/L×2L＝20匹のメダカが水槽からいなくなります．この時点で新たに流入した水は上層部，メダカのいる水は下層部に局在し，上下に分かれます．

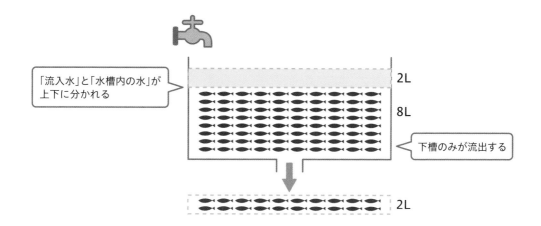

「流入水」と「水槽内の水」が上下に分かれる

下槽のみが流出する

④ 均一化：1分後

　分かれていた上層と下層とが速やかに混ざり合い，水槽内でメダカの分布が均一になります．そのため，水槽内のメダカは 80 匹 /10L なので体積あたりの数は 8 匹 /L となります．

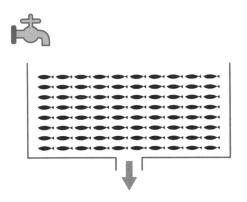

　以降，同様に水が流出するため，次の 1 分間で減るメダカの数は 8 匹 /L × 2L ＝ 16 匹となり，メダカは水槽内で局在と均一化をくりかえします．

　上記③〜④をくり返し，水槽内のメダカの数は次のように推移します．

時間（分）	減ったメダカの数（匹）
0〜1	20
1〜2	16
2〜3	13
3〜4	10
4〜5	8
5〜6	7
6〜7	5
⋮	⋮

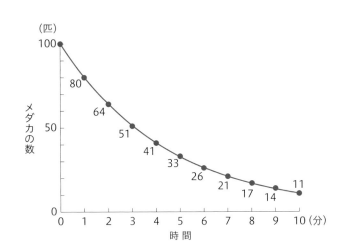

　ところで，このイメージによるみかたには本来の挙動とは少し違いがあります．時間を区切る間隔を 1 分間より短くすれば，この違いはさらに小さくなり，より実際の挙動に近づきます．

　間隔を 0.5 分ごとに区切ったとした場合と 0.25 分ごとに区切った場合のメダカの数の減り方について，時間間隔ごとに次のグラフに示します．

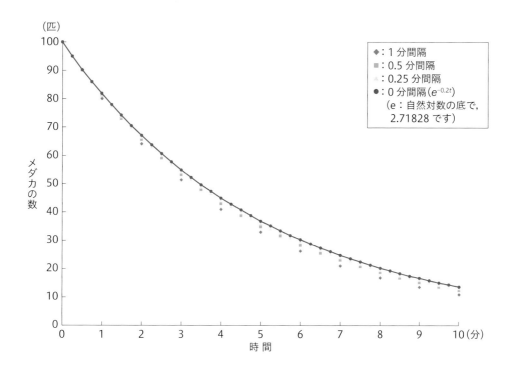

　ここまではメダカの数を整数として考えましたが，小数も考えることにします．

　メダカの流出数は一定時間 (1 → 0.5 → 0.25 分) ごとに変わります．メダカのうごきをわかりやすくするため，上・下層に分かれる時間を設けて説明してきました．上・下層に分かれる時間を 0 に近づけることで，この水槽モデルで実際の一次消失を考えることができます．

　区切る時間間隔を短くし，時間間隔が 0 になったとき (本来の一次消失) が，残数＝$100 \times e^{-0.2t}$ となります．この定数 0.2 (/min) が「消失速度定数」にあたります．

　このように区切る間隔をさらに短くして限りなく 0 に近づけることで，最終的には理論値に限りなく近づいていきます．実際に区切る間隔を 0 にすることはできませんが，0 に近づけたときの最終的な状態を考えることはできます．

　以降，本書内に登場する「時間を区切るうごき」は具体的にイメージしやすいため，現実の「うごき」の理解を助けてくれます．また，本項では「メダカ 100 匹」のうごきを考えましたが，これを「薬 100 mg」などと置きかえて考えることも可能です．

体内動態との対比

さて，ここで水槽と体内動態を対応させると，以下のようになります．

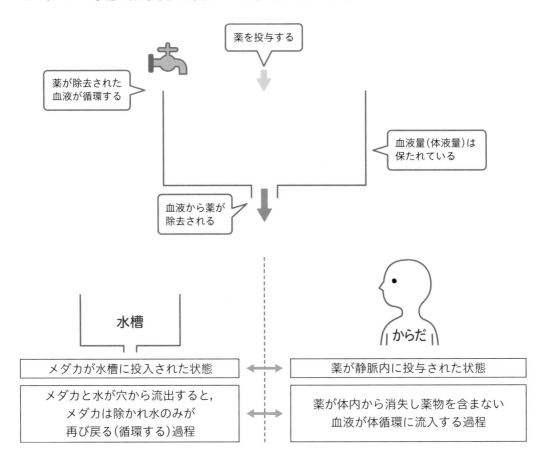

水槽中のメダカを血液中（体内）の薬に置き換えると，血液中の薬物量に比例して薬が消失していく過程も，p.11 の間隔を 0 にしたときのような減り方で表すことができます（投与直後を100％の血中濃度とした場合）．これを「一次消失」と呼びます．

4

分布容積
水槽の大きさを調べるには？

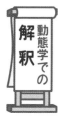

解釈 動態学での

分布容積 (Vd)：投与した薬物が，コンパートメント内のどこでも同じ濃度で分布すると仮定した場合のみかけの容積．薬の組織・臓器への移行性を示す指標となる．投与量を血中濃度で割った値［単位：容積 (L, mL など)］で表わされる．分布容積が大きい薬ほど組織へ多く分布し，小さければ少なく分布した状態である．

イメージによるみかた

次のような水槽の容積を考えてみましょう．

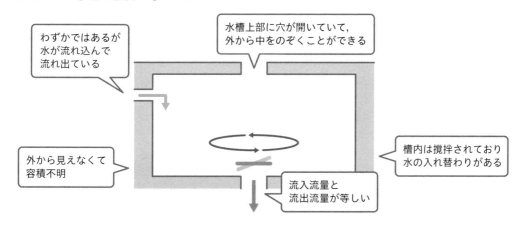

この水槽の容積を推定するには，どうすれば良いでしょうか？

一つの方法として，一定量の溶質 (塩など) を溶かして濃度を調べる方法があります．

上図の水槽では，10gの塩が瞬時に溶解し，その時点で取り出した塩水の濃度が 10 mg/L ならば，水槽の容積は，下式で求められます．

$$\frac{\text{塩の量}}{\text{塩水の濃度}} = \frac{10\text{g}}{10\text{mg/L}} = 1{,}000\text{L}$$

少し時間がたって濃度が薄まった場合でも，9.98 mg/L であれば 10×10^3 mg / 9.98 mg/L ≒ 1.002L となりますが，おおよその容積は 1,000L と推定できます．

体内動態との対比

　さて，水槽モデルと体内動態を対応させると，以下のようになります．

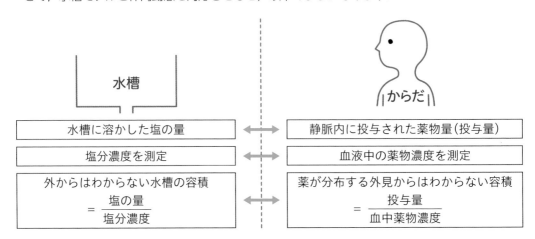

水槽		からだ
水槽に溶かした塩の量	⟷	静脈内に投与された薬物量（投与量）
塩分濃度を測定	⟷	血液中の薬物濃度を測定
外からはわからない水槽の容積 $= \dfrac{塩の量}{塩分濃度}$	⟷	薬が分布する外見からはわからない容積 $= \dfrac{投与量}{血中薬物濃度}$

　この水槽の容積がどれくらいなのか，塩がどのように行きわたっているかが外からわからないのと同じように，そのヒトのからだの容積がどれくらいなのか，つまり薬がどのように分布しているかは，外見からはわかりません．

　医療者（外部）からは，患者に投与した「薬物量」と，採血により測定した「血中薬物濃度」がわかります．投与した「薬物量」をその「血中薬物濃度」で割って求めることができるみかけの容積を「分布容積」といい，これにより薬がどれくらい広く分布しているかが推定できます．

　例えば，薬100mgを静脈注射し，分布後の血中濃度が5mg/Lであった場合，みかけの分布容積は20Lとなります．

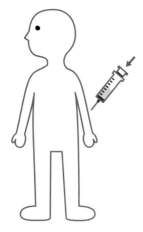

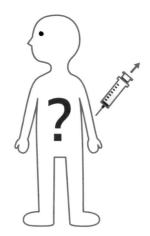

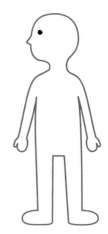

薬100mg静脈注射

血中薬物濃度5mg/L
分布容積Vdは未知

投与量Dと血中薬物濃度C
より分布容積を推定

$$Vd = \frac{D}{C} = \frac{100\,mg}{5\,mg/L} = 20L$$

5 クリアランス
底の穴に流れ込む塩水の流量と除かれる塩分量の関係は？

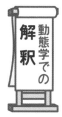

クリアランス (CL)：単位時間あたりに血液中から消失する薬物量を供給する血液流量（単位：容積 / 時間）を言う．全身を 1 つの消失臓器とし薬の消失を想定した場合，総クリアランスあるいは全身クリアランスと呼ぶ．

イメージによるみかた

下図のような穴にフィルターがついた水槽モデルを用います．なお，穴にフィルターがついているモデルは本項だけで用います．

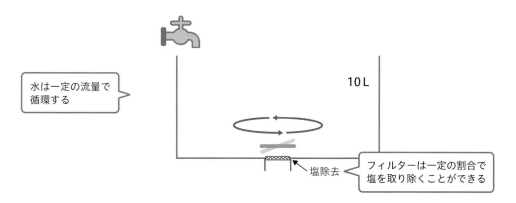

水は一定の流量で循環する

10 L

塩除去

フィルターは一定の割合で塩を取り除くことができる

塩水はフィルターを通ると一定の割合で塩が取り除かれ，その後に再び流入（循環）します．フィルターで塩が取り除かれる割合が**除去率**になります．

流入・流出が同時に起きることで水槽内の水量は常に一定です．また，撹拌されているので水槽内の塩分濃度に偏りはありません．

① 塩がすべて取り除かれるとき（除去率が 1.0 のとき）

以下のように水槽内の塩分濃度が一定になる条件を想定します．

初めに塩 10 g を一度に入れ，**引き続き 2g/min で塩を持続的**に投入します．そうすることで，塩分濃度 1 g/L の塩水が 2L/min の流量でフィルターに流入します．

塩水がフィルターを通過する際にすべての塩が取り除かれ，水のみが 2L/min で水槽に戻ります（下図）．

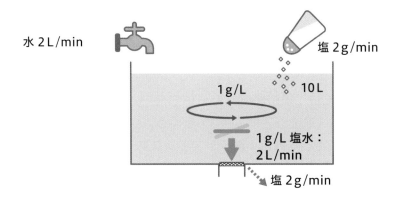

　ここでは，単位時間を 1 分間に固定して考えます．単位時間に取り除かれる塩の量は，2L/min × 1g/L × 1min = 2g であり，取り除かれる塩 2g は，フィルターに流れ込む塩水によって供給されています．「フィルターに流入する塩水の量（流入流量）が取り除かれる塩を含む」と言うこともできます．

　モデルのフィルターは消失臓器と考えることができます．取り除かれる塩を含む流量がクリアランス（CL）になります（下図）．

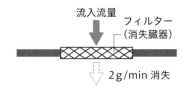

　1 分間にフィルターに入る塩の流入量は，フィルターに入っていく塩水の流入流量（L/min）を用いて次のように表されます．

　　流入流量（2L/min）× 塩分濃度（1g/L）× 1min = 流入量（2g）　　　　　　…… (1)

　このモデルではフィルターによってすべての塩が取り除かれます．塩の除去量は流入量と同じ 2g になるので，CL と塩の除去量について次の式が成り立ちます．

　　CL（L/min）× 塩分濃度（1g/L）× 1min = 塩の除去量（2g）
∴　CL = 2g ÷ 1g/L ÷ 1min
　　　 = 2L/min　　　　　　　　　　　　　　　　　　　　　　　　　　　　…… (2)

　この場合，除去率が 1.0 なので，流入流量と CL は同じ値（2L/min）になります．

② 塩が40％取り除かれるとき（除去率が0.4のとき）

フィルターの性能を落とした次のモデルを考えます．水槽には初めに塩分濃度1g/Lの塩水があり，濃度0.6g/Lの塩水が2L/minで流入するとともに塩が0.8g/minで投入され続けます．フィルターに濃度1g/Lの塩水が2L/minで流入すると0.8g/minで塩が取り除かれます．フィルターを通ると毎分流入する塩2gのうち0.8gが取り除かれるので，濃度が0.6g/Lに下がった塩水が2L/min（塩の量：0.6g/L×2L/min＝1.2g/min）で循環し水槽に流入します．このモデルでも水槽内の塩分濃度は常に一定になります．

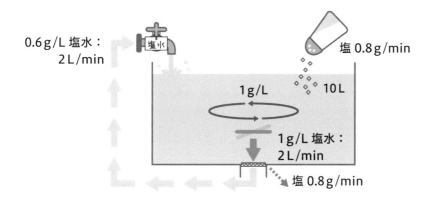

①と同じく，1分間にフィルターに入る塩の流入量は，フィルターに入る塩水の流入流量を用いて次式のように表されます．

流入流量（2L/min）× 塩分濃度（1g/L）× 1min ＝ 流入量（2g） ……（1）

このモデルでは毎分0.8gの塩が取り除かれるので，CLと塩の除去量について次式が成り立ちます．

CL（L/min）× 塩分濃度（1g/L）× 1min ＝ 塩の除去量（0.8g）

∴ CL ＝ 0.8g ÷ 1g/L ÷ 1min

　　 ＝ 0.8L/min ……（3）

取り除かれる塩を含む流量（CL）は，流入流量2L/minの40％の値となります．この **40％が除去率** そのものです．したがって，流入流量とCLの関係は除去率を使って次式で表されることがわかります．

CL ＝ 流入流量 × 除去率 ……（4）

消失臓器の障害時，CLが低下するのは除去率の低下によるもの です．

以上は水槽内の濃度が常に一定となる持続点滴静注の場合ですが，塩分濃度が変動する場合も上の関係式は成り立ちます（詳細は他書に譲ります）．

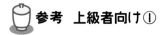 **参考　上級者向け①**

　下の水槽は，②の水槽と同じCLで，除去率が1.0のモデルです．

　②の水槽モデルとこの水槽は，ともに塩水の濃度（1g/L），毎分の塩の供給量（0.8g/min），塩の除去量（0.8g/min）は同じで，CLも同じ0.8L/minになります．

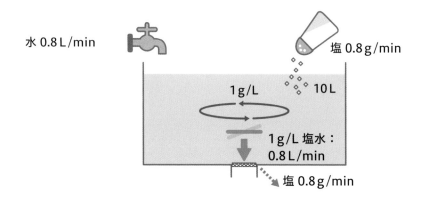

　このようにフィルターの能力が低い場合には，流量を下げることによって除去率1.0の場合にあてはめることができます．本項以外に除去率1.0未満のモデルは用いませんが，この考え方を用いることで，除去率の値によらず本書に出てくるCLを含む式が成り立つことがわかります．

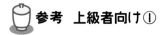 **参考　上級者向け②**

　塩分濃度が変動するときについて，①の水槽モデルではじめに塩10gを一度だけ入れ，その後は塩を供給（追加）しないで塩分濃度が薄まっていく場合について考えます．塩が消失する速さは塩分濃度に比例するので，はじめの濃度1g/Lが時間とともに薄くなっていきます（p.8，「一次反応速度」参照）．

　除去率が0.4の場合，塩水に含まれる40%の塩が消失するので，濃度が一定の場合と同じく次の関係式が成り立ちます．

　　CL（0.8L/min）＝ 流入流量（2L/min）× 除去率（0.4）

　ここでは，除去率が0.4で塩分濃度が薄まっていく場合の塩分濃度と消失速度の経時変化を示します．

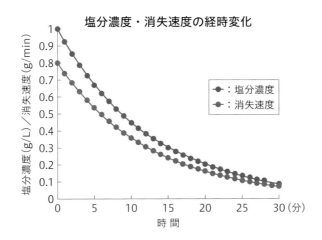

塩分濃度と消失速度はCLを勾配とする直線で表されます.

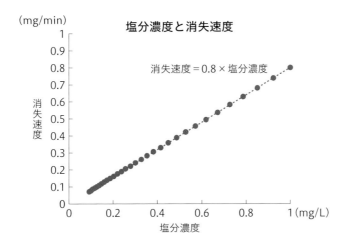

結局，濃度の変化の有無や除去率にかかわらず，常に塩が取り除かれる速さである消失速度とCLとの間には次の式が成り立つことになります.また，今回のモデルのように一次消失の場合は，CLは濃度が変化しても常に一定の値となります.

CL × 塩分濃度 = 消失速度

$$\therefore \quad CL = \frac{消失速度}{塩分濃度} \qquad\qquad \cdots\cdots (3)$$

さきほど解説した参考 上級者向け①の水槽モデルは，濃度が変動するときも用いることができます.

体内動態との対比

　クリアランスの本来の考え方は「流れ込む流量」ですが，本項以外で用いるフィルターがないモデルは除去率1.0であり，「流れ出る流量」の方がイメージしやすいので本書ではこの表現を用います．
　クリアランスは臓器別の視点から次のように表現できます．

- 消失臓器：薬の濃度によらず単位時間にすべて取り除くことができる血液量
- 血液：消失臓器で単位時間に消失される薬を含む流量

　クリアランスを「消失臓器における薬物の収支」から考えます．

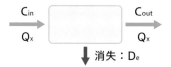

Q_x：単位時間あたりの血液量（血液流量）
C_{in}：流入（動脈）血中の薬物濃度
C_{out}：流出（静脈）血中の薬物濃度

　薬の単位時間あたりの消失量（消失速度：D_e）は，下式のとおりです．

$$D_e = 流入速度 - 流出速度 = Q_x \cdot C_{in} - Q_x \cdot C_{out} = Q_x (C_{in} - C_{out}) \qquad \cdots\cdots（i）$$

　臓器クリアランス（CL_{org}）はD_eが含まれる血液の流入量（定義）なので，次の薬物収支式が成り立ちます．

$$CL_{org} \times C_{in} = D_e より， CL_{org} = D_e \div C_{in} \qquad \cdots\cdots（ii）$$

　臓器クリアランスは，薬物の消失速度を血中濃度で割って求められます．
　具体的には，血流流量（Q_x）：1L/分，血中濃度（C_{in}）：50mg/L，消失速度（D_e）：20mg/分であれば，

$$CL_{org} \times 50mg/L = 20mg/分$$
$$\therefore \quad CL_{org} = 20mg/分 \div 50mg/L = 0.4L/分$$

　毎分流入する1Lのうち0.4Lに含まれる薬物がすべて除かれます（抽出率：0.4）．
　消失が速やかな臓器であれば，流入する薬物量のほとんどすべてが消失するので，$C_{out} \fallingdotseq 0$で抽出率 $\fallingdotseq$ 1になります．式（i）（ii）より，CL_{org}は次式で示されます．

$$CL_{org} = Q_x (C_{in} - 0) \div C_{in} = Q_x$$

　すなわち，臓器クリアランスは血液流量を超えることはありません．流入（薬物を供給）する速さを超える消失は起こり得ないからです．

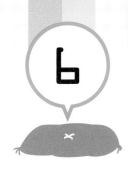

6

半減期
メダカの数が半分になるときは？

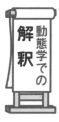

動態学での解釈

半減期 ($t_{1/2}$)：薬の追加がなく血中薬物濃度が単調に減少する過程で，濃度が半分になるまでの時間（単位：時間）．生物学的半減期，あるいは消失半減期ともいう．半減期が長い薬ほど体内から消失しにくく，短い薬ほど体内から消失しやすい．

イメージによるみかた

次のような水槽をイメージしましょう．

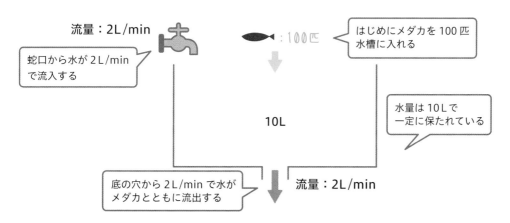

流量：2L/min

蛇口から水が 2L/min で流入する

：100匹

はじめにメダカを100匹水槽に入れる

10L

水量は10Lで一定に保たれている

底の穴から 2L/min で水がメダカとともに流出する

流量：2L/min

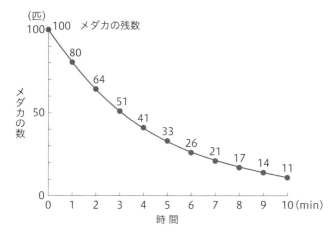

（匹）
100　メダカの残数
メダカの数

時間 (min)

p.8 〜 11 で説明したように，上図におけるメダカの流出について，まず「1分間隔に区切る」ことで左図のように近似的にイメージし，その後で一次消失のものと比較します．

　0 〜 3分の3分間で，はじめの100匹が約50匹に半減します．そして，2 〜 5分の3分間では64 → 33匹，3 〜 6分では51 → 26匹，6 〜 9分では26 → 14匹へと，任

意の 3 分間においてメダカの数はほぼ半減していることがイメージできます.

　次に間隔を区切らず連続的にメダカを流出させると一次消失のグラフで表わされます (**下図**). この図から，任意の約 3.5 分間で半減すると読み取ることができます.

　このように途中でメダカが追加されない場合，メダカの減り方には「一定時間で半減する」という法則があります．この場合は 3.5 分間が「メダカのおおよその消失半減期」となります.

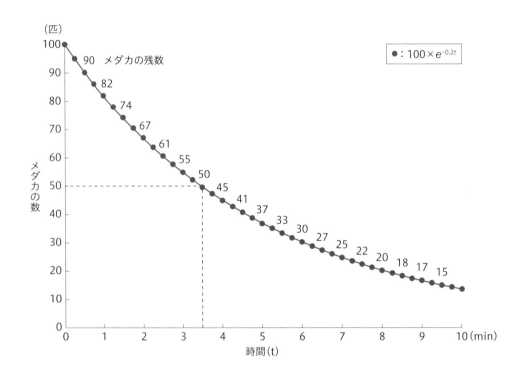

 ## 体内動態との対比

　水槽でメダカが減る法則をもとに，からだから薬がなくなることを考えてみましょう.

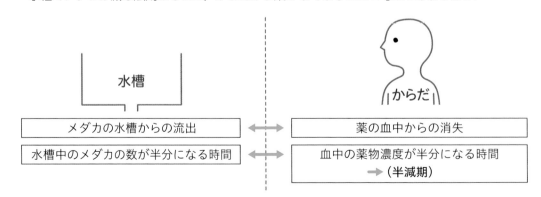

吸収などの影響がなく，変わらない速度で一定に減少していく一次消失型の薬において，血中濃度が半分になるまでに要する特定の時間を（消失）半減期といいます．この値は薬によって異なり消失（代謝・排泄）能力によっても変動します．投与間隔の目安をはじめ，半減期は臨床で多くの有用な情報を与えてくれます．

ただし，この考え方は，一次消失以外では定義されないことに注意が必要です．

参考

下図は経口投与を想定した場合の血中濃度推移を示したものです．

半減期について「濃度が半分になるまでに要する時間」という表現を目にすることがありますが，これには注意が必要です．

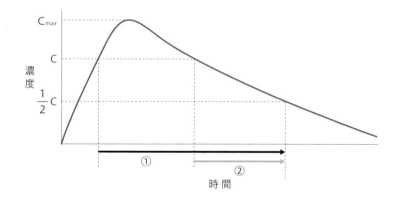

経口投与後，時間とともに血液中の薬物濃度は上昇しピーク（C$_{max}$）を迎え，その後減少していきます．薬物投与からの時間経過と濃度Cとの関係から，濃度Cがその半分になる時間には図中の①と②があります．しかし，①は濃度が上昇している時間も含んでいます．「（消失）半減期」は「吸収や追加投与のない状態」，すなわち単調に減衰する過程において定義されるので，②が該当します．

したがって，「吸収や追加投与のない状態で」と正しく理解しておく必要があります．

7 消失速度定数
入れ替わる水の割合は？

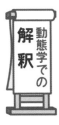

消失速度定数 (ke)：どのくらいの速さで薬が消失していくかを示す比例定数 (単位：1/hr，1/min など)．

ある物質量の瞬間の変化の割合 (速度) がそのときの物質量に比例することを「一次反応速度過程に従う」といい，とくに物質が減少する場合には，その比例定数の絶対値を消失速度定数と呼ぶ．

イメージによるみかた

下図のような水槽 1 にメダカを入れることを想像してください (p.8，「一次反応速度」参照)．

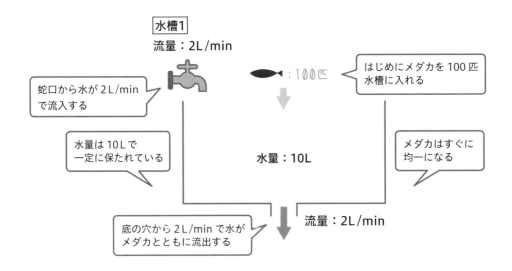

メダカと水がともに流出しながら，流入する水と入れ替わることで，水槽内のメダカの数は時間とともに減っていきます．したがって，流れ出る流量 (2L/min) は一定ですが，時間あたりに流出するメダカの数は減っていきます．

このとき，水槽内のメダカの残数は**下図**のように示されます（p.8，「一次反応速度」参照）．

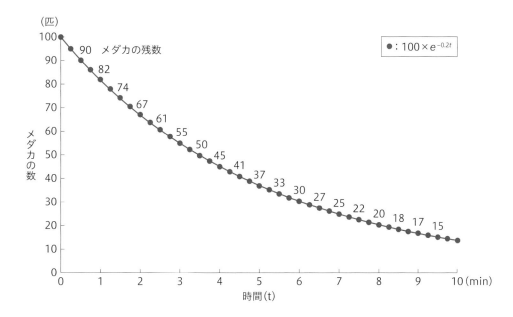

1分間ごとに流出する水の量とメダカの数は以下のようになります．

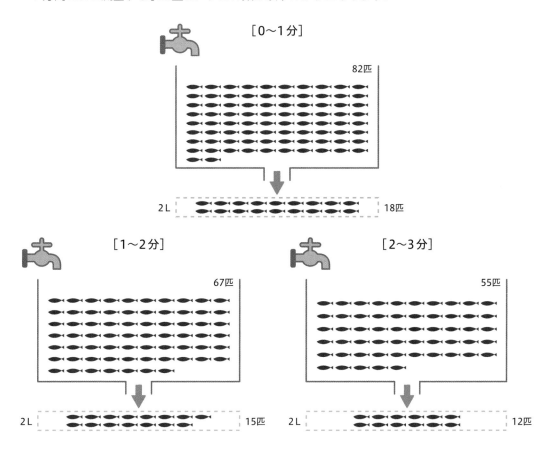

1 分間あたりに流出するメダカの数は，時間とともに少なくなるのに対し (参考：一次消失)，流出する水の容積は常に 2L です．毎分 2L の水が入れ替わりながら流出することになります．水槽全体の水の量を 1 とした場合，流出する水は 0.2 (2L ÷ 10L = 0.2) にあたります．

　水槽 1 で流出する容積は 2L/min と，全容積 10L の 20% に相当する定速です．この 1 分間あたりの割合 0.2/min を消失速度定数 (ke) と言います．

　p.25 のグラフで縦軸をメダカの残数の自然対数 $\log_e$ に変える (図中縦軸 y と表示) と，**下図**のように右下がりの直線となります．

　　残数 $= 100 \times e^{-0.2t} \rightarrow \ell n (100 \times e^{-0.2t}) = \ell n100 - 0.2t \fallingdotseq 4.6 - 0.2t$

(自然対数 $\log_e$ を ℓn と表します)

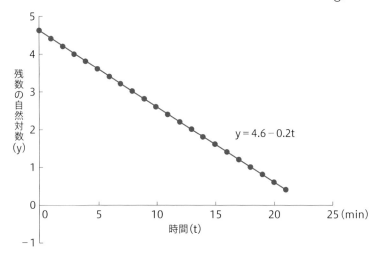

　この直線の傾きの絶対値 0.2/min が消失速度定数に相当します．

　次に水の入れ替わりが 3L/min と水槽 1 に比べて速い水槽 2 について考えてみます．

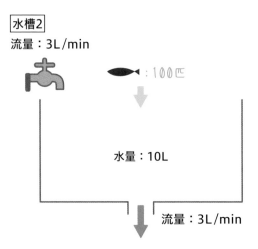

メダカの残数は**下図**のように示されます．水の入れ替わりが速い分，メダカは速く減ります．

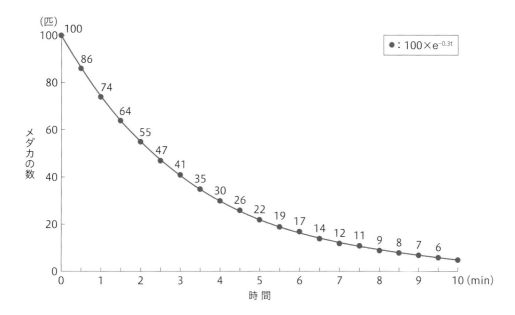

メダカの残数の自然対数と時間との関係は次式で表されます．

$$\ln (100 \times e^{-0.3t}) = \ln 100 - 0.3t \fallingdotseq 4.6 - 0.3t$$

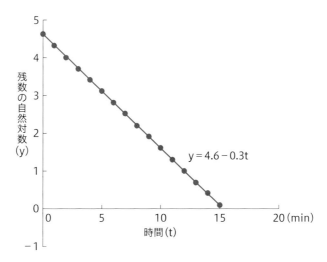

水槽 2 では，流出する容積が 3L/min と，全容積 10L の 30％ に相当する定速です．この割合 0.3/min が消失速度定数となります．

上図における直線の傾きの絶対値 0.3/min が消失速度定数に相当します．

体内動態との対比

　水槽全体のうち，単位時間あたりに水と入れ替わる容積の割合が消失速度定数に相当します．からだでは，薬が分布する容積のうち，単位時間あたりに薬が除かれた容積と入れ替わる割合と考えることができます．

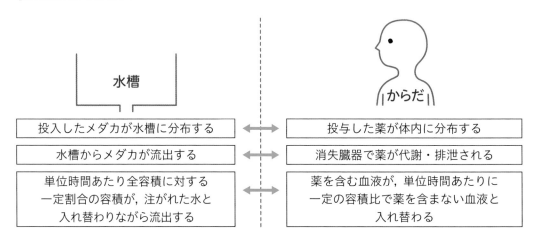

水槽	からだ
投入したメダカが水槽に分布する	投与した薬が体内に分布する
水槽からメダカが流出する	消失臓器で薬が代謝・排泄される
単位時間あたり全容積に対する一定割合の容積が，注がれた水と入れ替わりながら流出する	薬を含む血液が，単位時間あたりに一定の容積比で薬を含まない血液と入れ替わる

→消失速度定数とは，「単位時間あたりに除去される容積の総容積に対する割合」です．

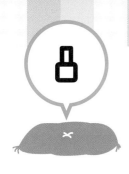

定常状態
メダカの数が一定になるには？

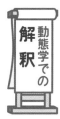

解釈動態学での

定常状態：ある時間間隔内における薬物の供給量と消失量が等しい状態．

イメージによるみかた

以下のような水槽にメダカをくり返し入れると，水槽内のメダカの数はどのように変化するか考えてみましょう．

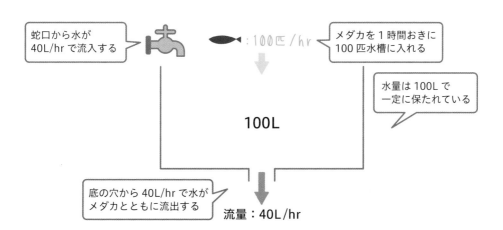

蛇口から水が40L/hrで流入する

🐟 :100匹/hr

メダカを1時間おきに100匹水槽に入れる

水量は100Lで一定に保たれている

100L

底の穴から40L/hrで水がメダカとともに流出する

流量：40L/hr

水槽へ1時間おきに一度に100匹のメダカを入れることを想像してください（入れると速やかに均一になるものと仮定します）．

まず，100匹入ったメダカは一次消失によって1時間後には，67（$100 \times e^{-0.4}$）匹に減るので（p.8，「一次反応速度」／p.24，「消失速度定数」参照），最初の1時間で33匹が流出します．引き続き100匹が入って167匹になり，1時間後には112（$167 \times e^{-0.4}$）匹になるので次の1時間では55匹が流出したことになります．これをくり返しながらメダカの数は，**次ページ表**のように増減します．

時間(hr)	残数(匹)	投入数(匹)	投入後の数(匹)	減少数(匹)
0〜1	—	100	100	33
1〜2	67	100	167	55
2〜3	112	100	212	70
3〜4	142	100	242	80
4〜5	162	100	262	86
5〜6	176	100	276	91
6〜7	185	100	285	94
7〜8	191	100	291	96
8〜9	195	100	295	97
9〜10	198	100	298	99
10〜11	199	100	299	100
11〜12	200	100	300	100
…	…	100	…	…

投入数と減少数が
同数となり一定の
増減をくり返す

メダカの推移をグラフに表すと次のようになります.

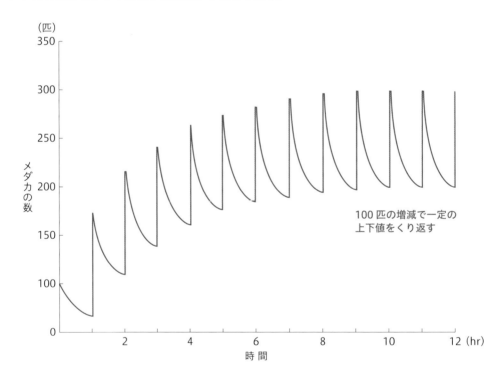

100匹の増減で一定の
上下値をくり返す

この場合, 約9時間でメダカの数がほぼ一定の範囲で増減する状態になることがわかります. このとき, 1時間あたりに流出する数は, 追加する数 (100匹) を超えません. 1時間おきに100匹投入され, 1時間に100匹が流出することでメダカは一定の増減をくり返すようになります.

体内動態との対比

水槽モデルと体内動態を対応させると，以下のようになります．

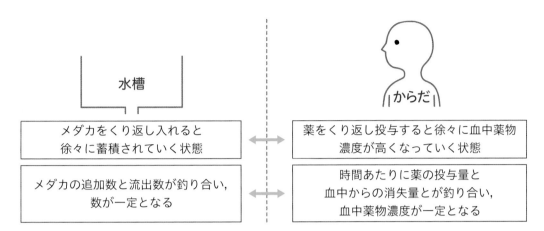

メダカをくり返し入れると，水槽内で蓄積するので数が徐々に増加していきます．そして，容積あたりの数が多くなり流出する数が増えていきます．そのうち，流出する数が追加する数と同じになる（追加される以上の流出は起きない）ので，一定の数を超えて増えることにはなりません．その結果，メダカの数は同じ状態をくり返すことになります．

薬物の投与においても同様なしくみで同じ濃度推移をくり返す状態（定常状態）が出現します．

参考

一次消失での定常状態の出現は前ページ図表のようになります（残数は初めの数に$e^{-0.4}$（0.67）をかけた数になります）．

定常状態の本来の定義は，「薬物の供給速度と消失速度が等しいだけではなく，時間間隔内の薬物濃度の変化を周期的にくり返す状態」です．

1-/2-コンパートメントモデル
仕切り効果の違いは？

定義 動態学での

1-コンパートメントモデル：生体を 1 つの器 (コンパートメント) と考えるモデル
2-コンパートメントモデル：生体を 2 つの器に分けて考えるモデル．薬の血中濃度の経時変化を説明するモデルとしてよく用いられる

コンパートメントモデルの話に入る前に

　薬の効果は，効果の現れる組織 (標的臓器) での薬物 (遊離形) 濃度が薬理作用と強く関係しています．したがって，抗てんかん薬のけいれん抑制効果は脳脊髄液中の遊離形濃度を測定するのが望ましいですが，患者への侵襲という倫理的な問題もあり，現実的ではありません．そのため臨床では，血中の薬物濃度を測ることで標的臓器内の薬物濃度を推定し，薬効と関係づけます．

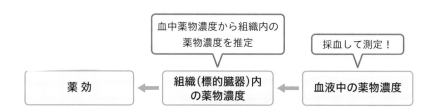

　注意：血液中の薬は遊離形と結合形という 2 つの形で存在しています．そのうち薬効を示すのは遊離形の方です．薬物濃度はそれらの総和 (総濃度) として扱われ，ほとんどの場合で区別されません．本書では，「水槽から塩が流出する」という塩の総濃度でイメージしますが，本来は遊離形のみが消失するので，分けて考える必要があります．

　それでは，水槽を用いてそれぞれのコンパートメントモデルを考えてみましょう．

イメージによるみかた

次のような，仕切りの入った水槽で塩の移動はどのように起こるかイメージしてみましょう．

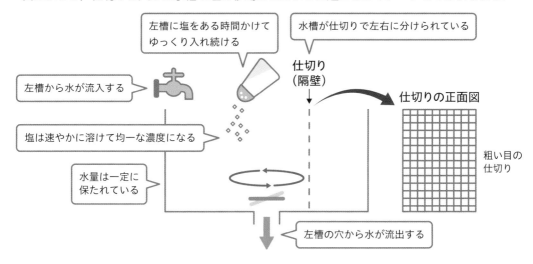

左槽に塩をある時間かけて
ゆっくり入れ続ける

水槽が仕切りで左右に分けられている

仕切り
（隔壁）

左槽から水が流入する

仕切りの正面図

塩は速やかに溶けて均一な濃度になる

粗い目の
仕切り

水量は一定に
保たれている

左槽の穴から水が流出する

1　隔壁が網のように左右を仕切る効果がほとんどないとき

上記の水槽が，ほとんど隔壁の影響を受けず，左右の槽を双方向に水が移行できる場合を考えてみましょう．この水槽の左槽に塩を投入し続けると，速やかに右槽にも移行します．その状態で左槽の穴から水が流出するため，塩の投入が終わると水槽全体の塩分濃度は一様に低下します．水槽全体は，一次反応速度に従って濃度が減少します．

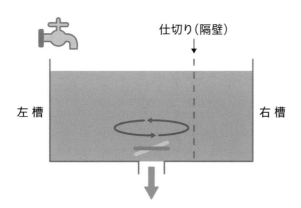

仕切り（隔壁）

左槽　　　　　　　　　　右槽

このように，左右に分ける隔壁の穴が大きく塩が移動しやすいときは，左槽に溶かすと同時に速やかに左右の槽の塩分濃度がほとんど同じになります．つまり，仕切り効果が小さい場合は，左槽・右槽の濃度比はほぼ1：1となります．

左槽・右槽の塩分濃度は，**下図のように一様に変化します．**

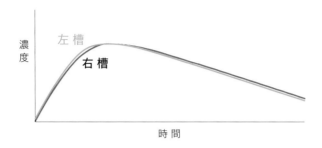

② 仕切り効果の高い隔壁で左右が隔てられているとき

　左右に分ける隔壁の穴が小さく，塩が移行しにくいときは，左槽に塩を投入し続けると，ほとんどの塩分が左槽内で速やかに拡散し，濃度は塩を入れ続けている間上昇します．隔壁により右槽への拡散 (分布) は遅いため，右槽では緩やかに濃度が上がります．

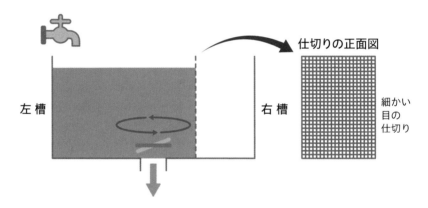

　左槽では，塩分は底の穴から流出するとともに，左・右槽間の大きな濃度差 (左槽＞＞右槽) により右槽へ分布するので，大きく濃度が低下します．右槽では，左槽との大きな濃度差によって塩分が流入するため，塩の投入が終わった後も濃度は上昇し続けます．

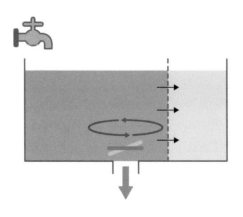

　濃度差による塩の移行は，左右両槽の濃度が同じになったところでなくなります．

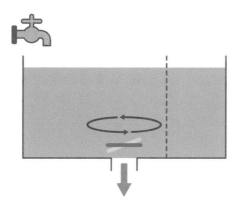

　左右両槽の濃度が同じになった後も，左槽の底穴からは塩分が流出するので，先に左槽の塩分濃度が低下します．そのため，左・右槽間では小さな濃度差（左槽＜右槽）を生じ，左槽に塩分が移行（再分布）するため，右槽の塩分濃度は漸減していきます．

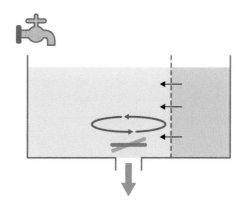

　以上のように，仕切り効果の高い隔壁で左右の槽を隔てた場合，塩の左右へのうごき（図中の矢印）は双方向同時ではなく，一方向ずつ交互に起きます．

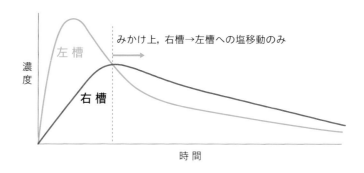

　体内では，次のことに対応します．

体内動態との対比

仕切りより左側の塩水を血液，右側を組織とみなすと，血液と組織間での薬のうごきをイメージできます．

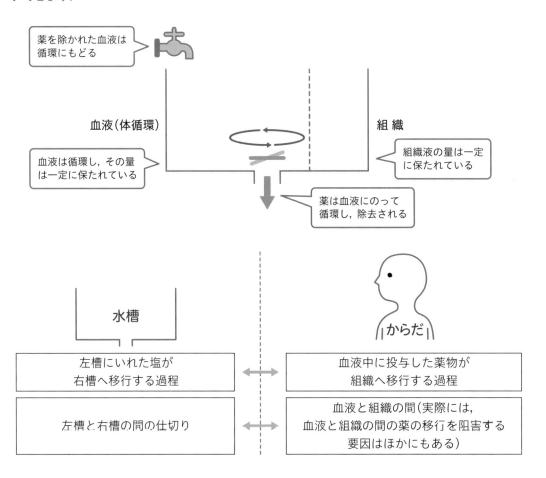

① 隔壁に左右を隔てる効果がほとんどないとき

濃度差がほとんどないため，左槽と右槽をほぼ同じものとして扱う．

血液と組織を1つの系として扱う．

⇒ 1-コンパートメントモデル

仕切り効果の高い隔壁で左右が隔てられているとき

左槽から右槽への移行が緩やかで，濃度差が生じるため，左槽と右槽を別々に扱う．

血液と組織をそれぞれ別に扱う．

⇒ 2-コンパートメントモデル

　多くの薬は，血液中と組織中における両者の濃度が一様に変化すると考えても差し支えありませんが，薬によっては複雑に変化するものもあります．このような薬の動態は，2-コンパートメントモデルで近似する方が好ましく，代表的なものとしてジゴキシン（**下図**）やバンコマイシンがあげられます．

ジゴキシン（内服）における血中と組織での濃度推移

濃度／時間／血中／組織／分布／消失／採血不適

10 トラフ値
塩が水槽全体にいきわたった あとの濃度は？

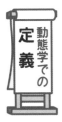

動態学での定義

トラフ値：定常状態における最低濃度のこと．最高（ピーク）値に対する用語で，最低（谷間）値と訳される．実際には投与直前に採血・測定された薬物濃度を指す場合が多い．

トラフ値は，「くり返し投与」における「定常状態下」で「時間とともに単調に低下（減衰）する」途中の濃度です．

なぜ，トラフ値で採血し，血液中の薬物濃度を測定するのでしょうか．その理由は，次の3点にまとめることができます．

- 効果が発現する臓器中と血液中とで薬物濃度が大きく乖離しないから．
- 多少，測定する時刻がずれても濃度があまり変わらないから．
- 毎回同じ時刻の濃度になるから（消失相の濃度ということと定刻の採血）．

組織中における薬物濃度と血液中の薬物濃度は，時間とともに変化します．そのため，組織中の薬物濃度を評価するために望ましい採血時刻を設定する必要があります．その設定にはトラフ値がポイントとなります．

前項「1-/2-コンパートメントモデル」（p.32）でも述べましたが，2つの水槽モデルを仮定し，血液中と組織中の薬物濃度推移を以下のとおり大別して考えることができます．

イメージによるみかた

定常状態下を想定するので，本来は水槽内には塩分の初濃度があるべきです．本項では薬の体内移行を中心に説明するので，初濃度は0として考えます．

① 仕切り効果がほとんどない場合

以下のように仕切り効果がほとんどない水槽の左槽に塩を入れ続けるときに，左右の塩分濃度がどのように変動するかを考えてみます．

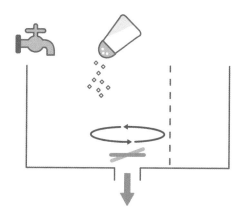

この水槽では，右槽の塩分濃度が左槽の濃度推移に比例して (一様に) 変化します．

しかし，塩を入れ始めた初期段階では，塩を投入する速さの違いが影響するため，塩の分布が終わる時期の方が，適正な薬物濃度を推定することができます．

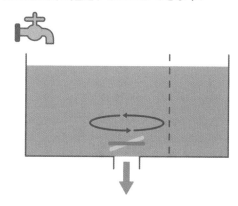

② 仕切り効果が高い場合

次に仕切り効果の高い水槽の左槽に塩を入れ，同じように左・右槽の塩分濃度の経時的な変動について考えてみます．

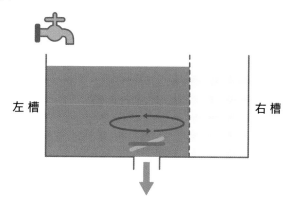

左槽に塩を投入後，塩は左槽で速やかに拡散するので，初めに濃度は左槽 > 右槽と大きな差があります．その後，左槽から右槽へ拡散 (分布) する過程で両者の濃度差が徐々に小さくなります．

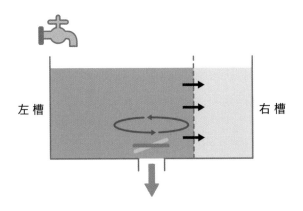

左槽　　　　　　　　　　　　　　右槽

分布が終了すると，みかけ上，右槽から左槽への再分布の移行のみであることから，左右両槽の濃度は一様に緩やかに減衰します．分布終了以降，左槽の塩分濃度をトラフ値と捉えることができます．

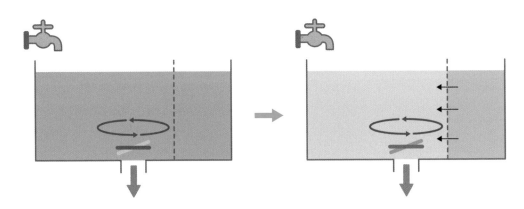

 ## 体内動態との対比

① 1-コンパートメントモデルで近似できる薬

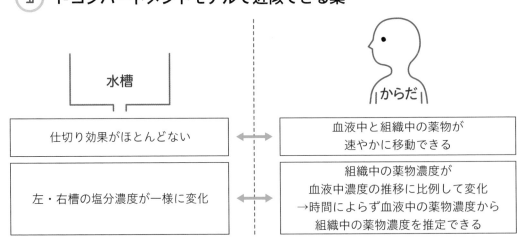

水槽		からだ
仕切り効果がほとんどない	⟷	血液中と組織中の薬物が速やかに移動できる
左・右槽の塩分濃度が一様に変化	⟷	組織中の薬物濃度が血液中濃度の推移に比例して変化→時間によらず血液中の薬物濃度から組織中の薬物濃度を推定できる

② 2-コンパートメントモデルで近似できる薬

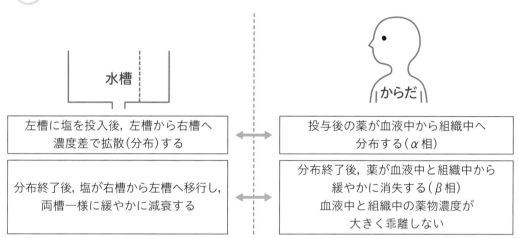

　体内で考えると，血液中と組織内の薬物濃度が同じように減衰する β（消失）相における濃度であれば，効果を評価するのに適しています．トラフ値は消失相の濃度であれば良く，その採血時刻は特に決まったものではありませんが，投与直前の値として評価されます．

　投与の直前では，直近の投薬から十分に時間が経っているので血中濃度が消失相のものであり，その時期が用法でほぼ決まった時刻になることです．したがって，この時期に採血すれば毎回ほぼ同じ条件下の血中薬物濃度として比較評価することができます．

　これらのことから，薬物挙動を 1-コンパートメントモデルあるいは，2-コンパートメントモデルで近似できる薬のいずれにおいても投与直前値に関して以下のことが言えます．

- 組織中の薬物濃度と血液中の薬物濃度が大きく乖離しない．
- 投与量・投与間隔が同じであれば，吸収や投与速度の影響にかかわらず，ほぼ一定値となる．
- みかけ上，薬が組織から血液中に戻る（再分布）だけのうごきなので，濃度は緩やかに減衰し，時間差による違いが小さい．

　以上より，血液中の薬物濃度をトラフ値として評価することが臨床上望ましいものになります．
　実際の現場では，入院患者の場合，早朝，薬を投与する前に採血することが多く，外来患者の場合，例えば消失半減期の長いジゴキシンなどは，当日朝は服薬せずに来院していただき採血し測定します．

11 生体内利用率
バイオアベイラビリティ

ふるいがある水槽の塩分濃度は？

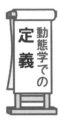

生体内利用率（バイオアベイラビリティ；F）：ある薬を経口投与した際，血液循環に到達する割合のこと．同じ薬を静脈内に投与し，血液循環に到達する割合は 1.0 である．すなわち生体内利用率は，薬の血液中への移行性を示す指標で，割合が高い薬ほど血液中への移行性が高い.

 ## イメージによるみかた

以下のような，塩を入れる穴にふるいのある水槽をイメージしてください.

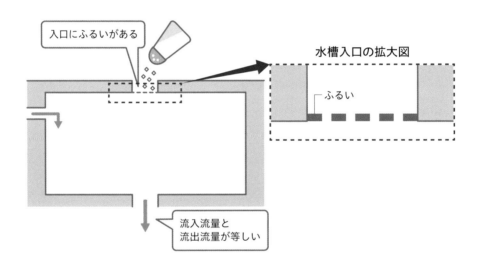

この水槽をもとに，ふるいを通過した塩の割合を考えていきましょう.

① 塩を塩水として投入したとき

塩10gを水に溶かして水槽に投入した場合，ふるいにはひっかかりません．

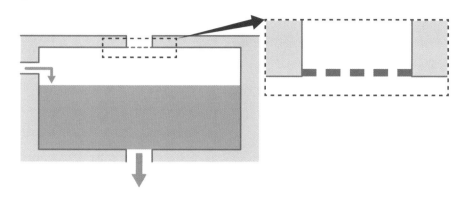

　この場合には，すべての塩が溶けることになり，水槽中の塩分濃度は10mg/Lとなるため，水槽の容積は次式より推定できます．

　　10g ÷ 10mg/L ＝ 1,000L…水槽の容積

② 塩のまま投入したとき

塩のままこの水槽に投入すると，塩がふるいにひっかかります．

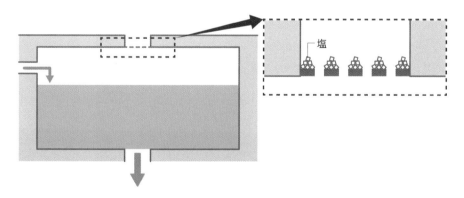

　しかし，外部からはひっかかった塩の量，つまり，投入した全量の塩のどれだけが水槽に溶け込んだかわかりません．どのように調べることができるでしょうか．

　この水槽中の塩分濃度が8mg/Lであれば，投入した塩の80%が溶けたとわかります．したがって，10g中2gがふるいにひっかかっていると判断できます．このように，塩がふるいにどのくらい残っているかを知るには，投入した塩全量が溶けているときの，水槽の塩分濃度を知る必要があります．

　塩水で投入したときの水槽の塩分濃度10mg/Lを到達率1.0とした場合，塩分濃度8mg/Lでの到達率は0.8となります．つまり，到達率が1.0より小さなときは，ふるいによって一部の塩が水槽に到達しないことを意味します．

体内動態との対比

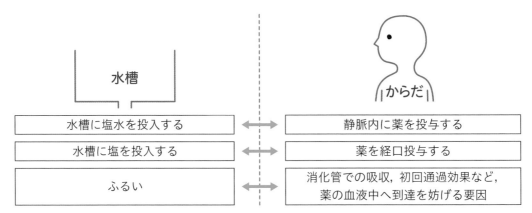

静脈内投与 (注射剤) では投与量がすべて血液中に到達しますが，経口剤を服用した場合では，血液中への到達が不明です．したがって，経口剤が血液中に到達する割合は，静脈内投与したときの血中濃度と，経口剤を服用したときの血中濃度から推定します．

前述した水槽とからだと対比して，薬の生体内利用率を考えてみましょう．静脈内に投与した薬の生体内利用率を 1.0 (100％) とした場合，服用した経口剤は 0.8 (80％) と算出されます．

$$生体内利用率 = \frac{経口投与での濃度の上昇分}{静脈内投与での濃度の上昇分} \times 100 \ (\%)$$

$$= \frac{経口投与での AUC}{静脈内投与での AUC} \times 100 \ (\%)$$

実際の濃度の上昇分の値は，血中濃度－時間曲線下面積 (AUC) として計測します (詳細は他書に譲ります)．

吸収速度定数
水槽間のメダカの移動は？

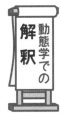

吸収速度定数 (ka)：投与した薬が単位時間あたりに循環血液中へ吸収される割合を表す定数（単位：1/時間）．吸収速度定数が大きいほど吸収されやすく，小さいほど吸収されにくい．

　経口投与や筋肉内投与では，薬が消化管や筋肉内から血液中に吸収される過程を考えると，「血液中の薬物量の増加（速度）∝消化管（筋肉内）の薬物量」という比例関係の仮定が成り立ちます．

イメージによるみかた

　本項では他と違うイメージで水槽モデルを使います．次のように上から下に流れ込む2つの水槽を考えてみましょう．

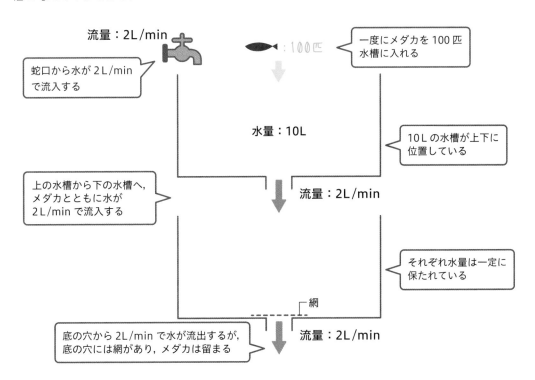

上の水槽から落ちるメダカの数と下に留まる数の累計は同じなので上下の水槽におけるメダカの移動は，**下図**のように表すことができます (p.8，「一次反応速度」参照)．

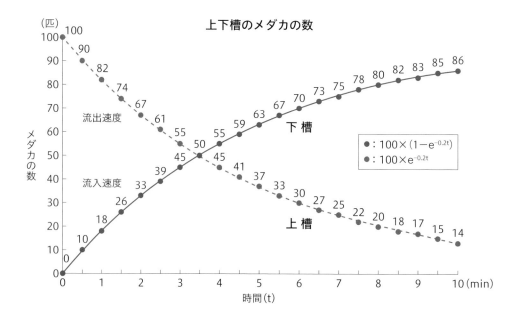

　上の水槽にいるメダカの数が多いほど，単位時間あたりに多くのメダカが下の水槽へ流入します．一方，下槽のメダカの数は流入する数の累積によって増えます．上の水槽を「消化管」あるいは「筋肉」，下の水槽を「血液」，メダカを「薬」に置き換え考えることで，消化管 (筋肉) と血液間での薬物移動がイメージできます．

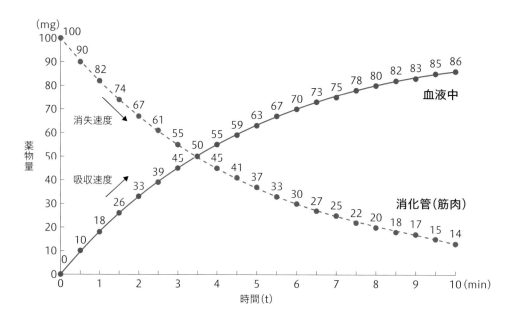

　このように，消化管（筋肉）からの「薬の消失」と血液中への「薬の吸収」は同じ仕組みで同時に起きます．言い換えると，消失と吸収に関する速度定数は"うらはら"の関係です．流出速度が「消化管内の薬物消失の速さ」であるのに対して，流入速度は「血液中の薬物増加の速さ」と薬物の増減は逆ですが，それぞれの「速度定数」の絶対値は同じであり，吸収速度定数（ka）は，0.2/minになります（p.8，「一次反応速度」参照）．

体内動態との対比

　上の水槽を消化管（筋肉），下の水槽を血液としメダカを薬とみなすと，メダカのうごきは薬が消化管から血液中に吸収されるイメージになります．

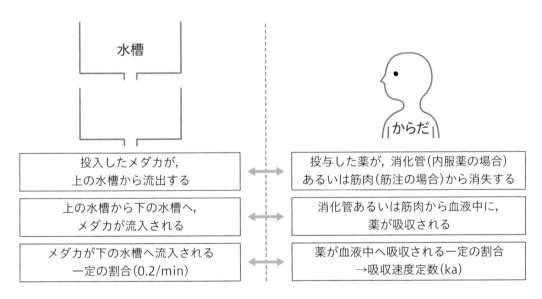

第 2 章

「くすりのうごき」を
よんで答える

　本章では，「くすりのうごき」をよみ，臨床的に解釈するために，臨床現場でよく尋ねられた9つの質問を取り上げ，それぞれ水槽図を用いて具体的に解説しています．薬物動態は「体内動態」とも言うように，「くすりのうごき」は“からだの中”で起きていることを意識して考えます．

　「くすりのうごき」は「薬物の投与量」と「血中濃度」を関係づけます．投与量は“からだの外”の情報であり，血中濃度は“からだの中”の情報です．投与された薬が体内に入ると，量から濃度へと情報を変えることにより，“からだの中”の情報を確認できます．例えば，同じ投与量でも血中濃度の高低により，消失の速さや分布の大きさの違いなどを確認できます．

　しかし，“からだの外”の情報をそのまま体内からの情報として使えない，つまり，濃度と関係づけられないケースがあります．消化管での薬の吸収率が，その要因のひとつです．

　体内の情報を体外で確認するので，現実的な結果として考えにくいような解釈が導かれることもあります．さらに，血中濃度は時間の経過とともに刻一刻と変わることもよく理解しておかなければなりません．そのため，薬物動態の理論を臨床事例にあてはめるときの解釈には工夫が必要です．

　本章で取り上げる9つの質問への対応を具体的にイメージしながらご覧いただき，「くすりのうごき」を“からだの外からみる”糸口とすることが本章のねらいです．

「Vd/F」，「CL/F」と表記される理由

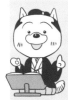

質問

ある薬品の分布容積 (Vd) やクリアランス (CL) を調べようと添付文書やインタビューフォームを見たのですが，「Vd/F」，「CL/F」のように生体内利用率 F で割られた値が記載されています．なぜでしょうか？

動態学的な みかた

静脈内投与の情報が不明であるような経口剤においては生体内利用率 (F) が未知の変数であるため，これを未知数として扱い，Vd/F，CL/F と表記します．

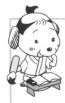 臨床的なみかたをイメージするために

下図のような，塩の投入口に"ふるい"のある水槽をイメージしてください．

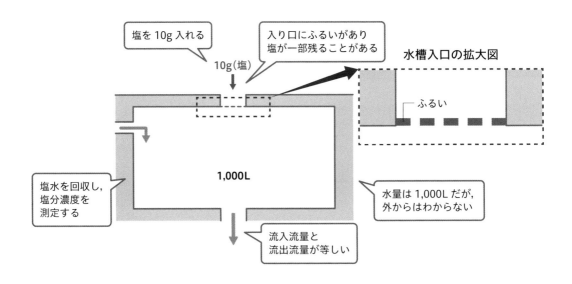

塩を 10g 入れる

10g（塩）

入り口にふるいがあり
塩が一部残ることがある

水槽入口の拡大図

ふるい

塩水を回収し，
塩分濃度を
測定する

1,000L

水量は 1,000L だが，
外からはわからない

流入流量と
流出流量が等しい

① 10gの塩をふるいに残らないようにすべて投入したとき

10gの塩を水に溶かして入れた水槽の塩分濃度を測定すると10mg/Lと表示されます．この数値から，水槽の容積を計算すると，10g ÷ 10mg/L = 1,000Lと水槽の容積が推定されます．

② 塩がふるいに2g残ったとき（8g溶け込んだとき）

塩8gが1,000Lに溶けたため，濃度を測定すると8mg/Lと表示されます．このときは塩を10g入れたのにもかかわらず，濃度が8mg/Lとみなされるので，水槽の容積は，以下のように実容積よりも大きく推定されます．

10g ÷ 8mg/L = 1,250L

これは，外から見て次のように判断するからです．

- 入れた塩がすべて溶け込んでいる．
- （溶け込むのが8gであっても）10gで生じている濃度である．

実際の容積が 8g ÷ 8mg/L で計算されるのに対して，塩の量が多く見積もられることで観測される容積は，10g ÷ 8mg/L で計算されます．

$$実容積 (Vd) = \frac{8g}{8mg/L} = 1,000 \ (L) \qquad \cdots\cdots (1)$$

$$観測容積 (Vd') = \frac{10g}{8mg/L} = 1,250 \ (L) \qquad \cdots\cdots (2)$$

(1)，(2) より，

$$Vd' = \frac{10g}{8g} \times Vd \qquad \cdots\cdots (3)$$

以上のように，観測される容積は実容積の1.25倍大きくなります．

①が静注，②が経口でのイメージで，②において，入れた塩のうち水槽に溶けた割合0.8 (8g ÷ 10g) が生体内利用率 (F) にあたります．

0 < F ≦ 1 なので，観測容積は常に実容積以上の大きさに見積もられます．

式 (3) の 10g ÷ 8g (= 1.25) は，Fの逆数なので変形すると，

$$Vd' = Vd ÷ F \qquad \cdots\cdots (4)$$

Fは不明なことが多く，観察される容積はVd/Fとして表されます．

📚 解釈における工夫

体内動態に対しては次のように対比させることができます.

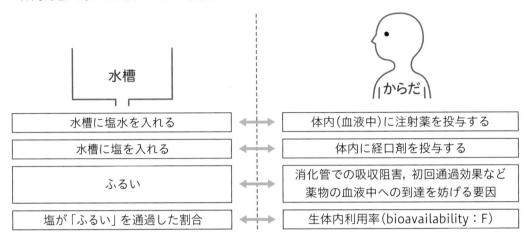

経口剤の場合には，この「薬が血液中へ移行するのを妨げる要因」がからだの外からはわかりません. しかも，その強さは食事の影響など，その都度異なるため，同じ量の薬を服用していても，血液中に到達する量が毎回異なることがあります. 一方で，静脈内投与では薬をすべて確実に血液中に投与できます.

$$生体内利用率 (F) = \frac{経口投与での血中薬物濃度の上昇分}{静脈内投与での血中薬物濃度の上昇分} \times 100 \ (\%)$$

一般に血中薬物濃度の上昇分は，薬物濃度 - 時間曲線下面積 (AUC) として計算されますが〔AUCの説明は他書に譲ります (p.42,「生体内利用率」参照)〕，ある薬に関して，経口投与の情報しかなく，静脈内投与での血中薬物濃度の上昇分が不明の場合は，生体内利用率も不明となります. さらに生体内利用率は食事の影響などでばらつきが大きく不安定であることから，F は一定の値として求めることが難しいので未知数として表します.

このように生体内利用率 F が未知数である場合，つまり①経口投与の情報しかない場合，②食事の影響などで生体内利用率のばらつきが大きくなる場合では，Vd を Vd/F と表記します. これは，クリアランス (CL) の推定においても同様です.

ちなみに，今回の例では，①は F = 1.0, ②は F = 0.8 になります.

2 脂溶性薬物の分布容積が大きい理由

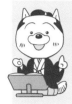

質問

脂溶性が高い薬は分布容積が大きくなると聞きました. "分布容積が大きくなる"とは, どういうことですか?

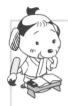

動態学的な みかた

分布容積 (Vd) はからだの実際の容積ではなく, みかけの容積であり, 薬の組織への分布の大きさの目安になります. 脂溶性の高い薬は血液以外にからだの組織に多く分布するので, その結果, 分布容積が大きく見積もられることになります.

臨床的な解釈をイメージするために

　この項目ではこれまでに用いられてきた水の層だけのモデルではなく, 水槽に「水」と「水に溶けない有機溶媒」を入れたモデルで考えます.

　下図のように対比できるので, より人体に近いモデルだと考えられます. また, 血液中の薬物濃度は血液を採取することで容易に測定が可能ですが, 組織中の薬物濃度は測定が難しいとされているので, このモデルでは水の層のみ濃度がわかることとします.

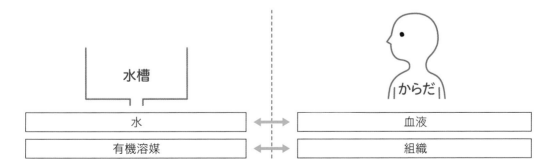

それでは，この水槽モデルに溶かしたものの濃度から水槽の容積を見積もるとどうなるかを考えてみましょう．

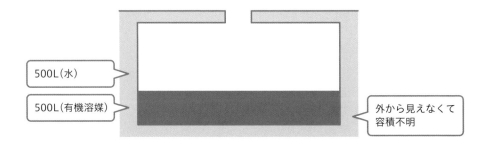

① 10gの塩を溶かしたとき

塩（水溶性）を溶かすと水層にしか溶けないので，水層の塩分濃度は以下のようになります．

10g ÷ 500L ＝ 20mg/L

10g溶かして濃度が20mg/Lなので，外からみる水槽全体の容積は500Lと推定されます．

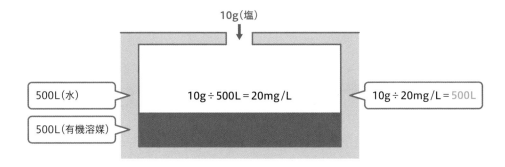

② 水と有機溶媒に1：4の割合で溶ける薬（脂溶性薬物のモデル）10gを溶かすとき

水と有機溶媒に1：4の割合で溶ける薬10gを水槽に入れると，下図のように分布します．

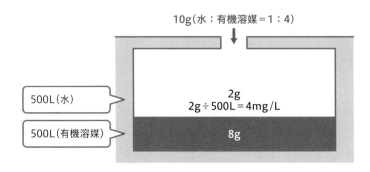

　水層中の薬物濃度を測定すると 2g ÷ 500L ＝ 4mg/L となり，薬を 10g 溶かして濃度が 4mg/L になるので，水槽全体の容積は次のように推定されます．

　　10g ÷ 4mg/L ＝ 2,500L

　このように，有機層を含むモデルでは水層の濃度が低くなる結果，実際には 1,000L の容積が 2,500L と大きく見積もられることになります．

 解釈における工夫

　人体 (患者) の外見からは，この水槽と同じように薬が分布する大きさ (容積) や，水分や脂肪の量はわかりません．わかるのは投薬量と血中薬物濃度だけであり，この両者を媒介する容積を計算で求めたものが分布容積です．

　脂溶性薬物では，組織への分布が多くなり，血中薬物濃度が低くなるため，水溶性薬物に比べて分布容積が大きく見積もられることになります．

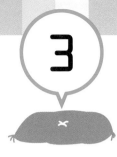

3 定常状態における「平均濃度」の考え方

質問

定常状態で変動する血中濃度を「平均濃度（C_ss(ave)）」で表現するのはなぜ？

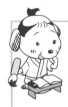

⟨ **動態学的**な みかた ⟩

常に変動する血中濃度を一定値とみなすと，時間あたりに消失する薬の量が考えやすくなります．定常状態といえども血中濃度は常に変化するので，消失する薬の速さも常に変化します．血中濃度が一定であれば，薬が消失する速さも一定になります．血中濃度時間曲線下の面積（AUC[*]）について，同じ AUC を得る一定濃度が平均濃度（時間を横軸，平均血中濃度を縦軸とする長方形に換算した濃度）です．血中濃度を平均濃度による一定値と考えることによって，薬の消失速度も一定として考えることができます．

＊ AUC の説明は，専門書に譲ります．

臨床的なみかたをイメージするために

　血液中の薬物濃度に対して，しばしば「定常状態での平均濃度：C_ss (ave)」という表現が使われます．定常状態といえども投与間隔内で濃度は変動するので，クリアランスから維持投与量を求める場合の濃度として C_ss (ave) が用いられます．

　水槽1 で 1 時間おきに塩 3.9g をくり返し追加する場合を考えましょう．

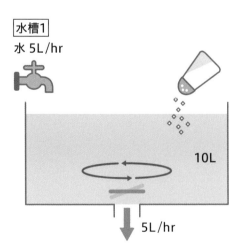

水槽1

水 5L/hr

10L

5L/hr

　水槽 1 の定常状態における塩分濃度の変動は下のグラフのように表されます (p.29,「定常状態」参照).

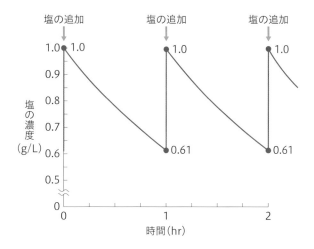

　水槽 1 では, 1 時間あたりに次のことをくり返します.
- 3.9g の塩が流出する
- 5L の塩水が流出する
- 塩分濃度 (g/L) は最高 1.0 と最低 0.61 の間で変動する

　考えやすくするために,

「一定濃度の塩水が 1 時間で 5L 流出したとき, 塩が 3.9g 流出するような塩分濃度」を考えます.

　塩水 5L 中に 3.9g の塩を含んでいればよいので, 塩分濃度は, 3.9g ÷ 5L = 0.78g/L になります. 1 時間の挙動は**下図**のように流出のみの**水槽 2** (水の供給がなく 0 次消失過程) で考えることができます (ただし, 水槽 2 では多くの塩水があるものとします).

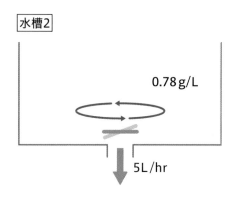

解釈における工夫

　水槽 1 と 2 における塩分濃度の推移は下図のようになります．それぞれの時刻 t ＋ 1 から t ＋ 2 への 1 時間の AUC (に相当する部分) は斜線部分の面積で示されます．

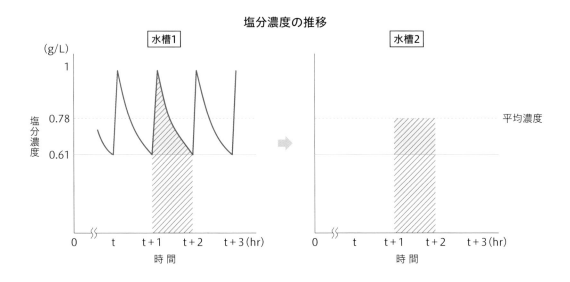

　水槽 2 の塩分濃度が，表題の平均濃度〔$C_{ss (ave)}$〕に相当します．

　前ページに示す水槽 1 と 2 の塩分濃度推移の図中，濃い青色部分の面積は等しくなります．塩分濃度を平均という固定値にすることでクリアランス (CL) との積から正確に τ 時間あたりの維持投与量を求めることができます．(p.15，「クリアランス」参照)

維持投与量＝$C_{ss (ave)}$ × CL × τ ＝ 0.78 × 5 × 1 ＝ 3.9 g の関係が成り立ちます．

単位時間あたりの投与量 (維持投与量) は以下の式で示されます．

$$\frac{維持投与量}{\tau} = CL\,(流量) \times C_{ss (ave)}\,(平均濃度)$$

　これは同じ投与量を間欠投与から持続 (定速) 点滴静脈内投与に代えたことを想定すれば理解しやすくなります．一定濃度が平均濃度となるので，その一定濃度を $C_{(const)}$ (mg/L) とすることで，薬物点滴速度 D (mg/hr) と CL (L/hr) にも同様に D ＝ $C_{(const)}$ × CL の関係が成り立ちます．

参考

　本項では1時間間隔の追加（投与）を想定していますが，実際の投与のように1日間隔で考えても同じことが言えます．

　薬の半減期が投与間隔よりもずっと長いとすれば，測定（トラフ）濃度は定常状態の平均濃度とみなすことができます．

　ところで，「定常状態下の体内の平均薬物量は消失半減期あたりに投与される量の約1.5倍」なので，この量を分布容積で割れば定常状態の平均濃度を求めることができます．

$$Dm = C_{ss\,(ave)} \times CL \times \tau \qquad\qquad\qquad \cdots\cdots (1)$$

$$CL = Vd \times ke = Vd \times \frac{0.693}{t_{1/2}} \qquad\qquad \cdots\cdots (2)$$

式(1)，(2)より

$$C_{ss\,(ave)} = \frac{D_m}{CL \times \tau} = \frac{D_m \times t_{1/2}}{\tau \times 0.693}$$

$$\doteqdot \left\{ \left(\frac{D_m \times t_{1/2}}{\tau} \right) \times 1.5 \right\} \div Vd$$

維持投与量：D_m，定常状態の平均濃度：$C_{ss\,(ave)}$，クリアランス：CL，投与間隔：τ，
消失速度定数：ke，消失半減期：$t_{1/2}$，分布容積（Vd）

例）体重60kgの患者が下記薬物を服用して定常状態にあるとき，$C_{ss\,(ave)}$ の値を推定します．

デパケンR®錠　200mg　1回3錠（1日6錠）（バルプロ酸として1,032mg）
1日2回　朝食後・就寝前

（Vd＝13L，$t_{1/2}$＝12hr，バイオアベイラビリティ＝100％：添付文書の健常成人値を引用）

単位時間あたりの投与量は，1,032mg÷24hr＝43mg/hr
消失半減期12時間あたりの量は，43mg/hr×12hr＝516mgなので，
その1.5倍は，516mg×1.5＝774mg

$$\therefore\quad C_{ss\,(ave)} = \frac{774}{13} \doteqdot 59.5\,mg/L$$

　Vdや$t_{1/2}$は添付文書から容易に入手でき，上述の方法で血中濃度の見当をつければ服薬指導や調剤に活かすことができます．

4 分布容積が30Lや300Lとなる薬の分布状態

分布容積が30Lや300Lなどになる場合，30Lはヒトの体格から想像できますが，300Lは想像できません．ヒトの体格からは想像できないような大きな分布容積となるのはなぜですか？それぞれの場合で，体内の薬はどのように分布しているのでしょうか？

動態学的な みかた

薬が分布する容積は実際の容積ではなく，血液，血漿や血清量で換算した容積となります．

臨床的な解釈をイメージするために

　下図のような，中に仕切りが入っている水槽で，左側の槽に塩を入れます．塩は速やかに溶け水槽内全体で均一になった後に，左側の槽の塩分濃度を測ることをイメージしてください．

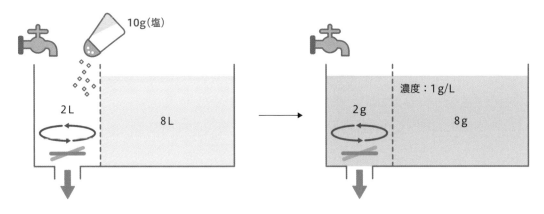

　上記の左槽に10gの塩を入れると水槽全体の濃度は1g/Lになります．このとき左，右それぞれの槽内にある塩の量は，左の槽には2g，右の槽には8gがあります．

　このような水槽モデルを人体として見立て，左側の槽は循環血液を，右側の槽は他の組織をイメージして薬の分布を考えてみます．

　体重60kgの人に，以下のような薬を投与したときの分布を考えてみましょう．

① 分布容積 30L の薬 A を 300mg 投与したとき

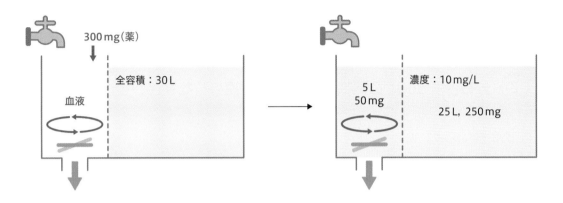

　水槽全体の容積は，30Lです．**上図**の水槽を人体に見立てると，左側の槽が血液に相当します．人体では，投与した薬は血液中に必ず分布します．分布を考えるには，おおよその血液量を知る必要があります．血液量は成人で体重の約1/13に相当（血液1Lの重さは約1kg）するので，60 ÷ 13 ≒ 5 (L) となります．

　ここまでで，以下のことがわかります．

- 水槽全体の容積：30L
- 左側の槽：5L，それ以外：25L
- 濃度は均一（一様）：10mg/L（300mg ÷ 30L）

　これが，「薬が血液中と同じ濃度で分布するとみなす仮想の容積（血液量で換算した容積）」です．この考え方によって，体格からは想像できない容積が推定されることがあります．このことから，容積ではなく，分布する薬の量で考える方がわかりやすいと思います．

- 左側の槽内の薬物量：50mg，それ以外の薬物量：250mg

　上の**右図**に示すように300mgの薬が，**血液中に50mg，どこかはわからないがその他に250mg分布する**ことになります．

　以降，薬物量はこの割合（血液中50mg：その他250mg）を保ちながら減衰します．

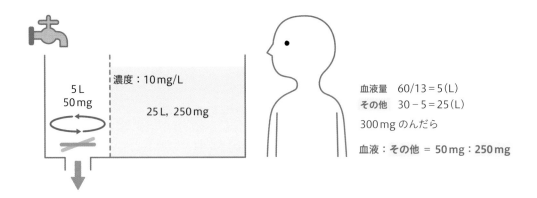

血液量　60/13 = 5(L)
その他　30 − 5 = 25(L)

300 mg のんだら

血液：その他 = 50 mg：250 mg

(濃度：10 mg/L)
5 L
50 mg
25 L, 250 mg

② 分布容積 300 L の薬物 B を 300 mg 投与したとき

① と同様に考えると，以下のことがわかります．

- 水槽全体の容積：300 L
- 左側の槽：5 L，それ以外：295 L
- 濃度は均一（一様）：1 mg/L（300 mg ÷ 300 L）
- 左側の槽内の薬物量：5 mg，それ以外の薬物量：295 mg

したがって，300 mg の薬が，**血液中に 5 mg，どこかはわからないがその他に 295 mg 分布する**ことになります．

薬物量は，この割合（血液中 5 mg：その他 295 mg）を維持して減衰します．

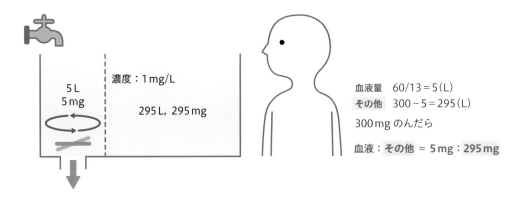

濃度：1 mg/L
5 L
5 mg
295 L, 295 mg

血液量　60/13 = 5(L)
その他　300 − 5 = 295(L)

300 mg のんだら

血液：その他 = 5 mg：295 mg

人体で考えると，その他に分布する 295 mg は必ずしも血液中濃度と均一に分布している訳ではありません．

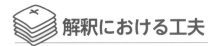

解釈における工夫

② のような分布容積の大きい薬物では，ほとんどが血液以外の部位に存在します．したがって，ジゴキシンなどで中毒になった場合，血液透析による除去効果はとても小さいことがわかります．

5 クリアランス＝分布容積× 消失速度定数の考え方

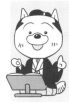

質問

クリアランス (CL) の単位は「容積/時間」であることから，分布容積 Vd (容積) × 消失速度定数 ke (1/時間) により求められそうだけど，これらを掛けあわせるイメージができない．どのように解釈したらよい？

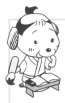

動態学的な みかた

CL は，どれだけの血液を薬のない状態に浄化できるかを示す能力のことです．一方，式の上では「Vd の ke 倍の容積に見合う血液を浄化することのできる能力」と解釈できます．

臨床的なみかたをイメージするために

下図のような水槽をイメージしてください．

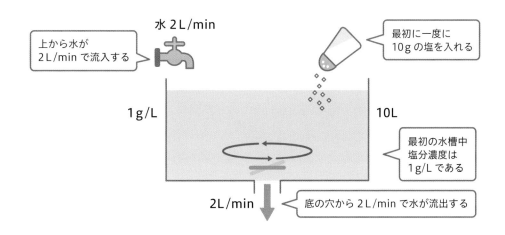

水 2L/min

上から水が 2L/min で流入する

最初に一度に 10g の塩を入れる

1g/L

10L

最初の水槽中 塩分濃度は 1g/L である

2L/min

底の穴から 2L/min で水が流出する

　容積 10L の水槽の底から塩水が流出し，水槽内の塩水は水と置き替わりながら希釈されます．1 分間で 2L が入れ替わります (注意：10L ÷ 2L/min = 5min とみなし，5 分間で水槽中の塩分がすべてなくなると考えてはいけません)．

下記式 (1) は，1 分間あたりに水槽全体の 20 % に相当する容積が流出することを示します．

$$2\text{L/min} \div 10\text{L} = 0.2/\text{min} \qquad \cdots\cdots (1)$$

　容積 10L，単位時間の流出量 2L/min なので，水槽は分布容積 10L，クリアランスが 2L/min (p.15,「クリアランス」参照)，両者の比である 0.2/min を消失速度定数とするモデルとみなすことができます．

　したがって，水槽容積 10L (Vd)，単位時間の流出量 2L/min (CL)，消失速度定数 0.2/min (ke) とすると式 (2) の関係が成り立ちます．

$$CL = ke \times Vd \qquad \cdots\cdots (2)$$

 **参 考**

　Vd が同じであれば，からだ (血液中) から薬がなくなる速さは CL で比較することができます．一方，Vd が異なる場合は CL ではなく ke の大小で比較します．

　リリカ® とジスロマック® の添付文書情報をもとに，CL と Vd を比較してみましょう．

　CL　リリカ®：5L/hr　< ジスロマック®：36L/hr ※

　Vd　リリカ®：40L　 < ジスロマック®：1,998L ※

　　※ジスロマック® の添付文書には CL 0.6L/hr/kg，Vd 33.3L/kg と記載されています．
　　　ここでは体重 60kg として比較します．

両剤のからだの中での薬物動態を水槽に例えると**下図**のようになります．

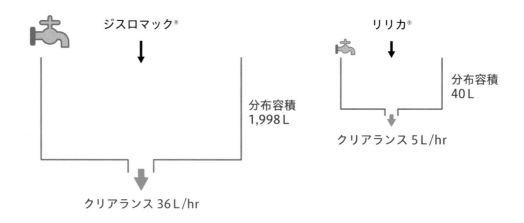

　分布容積に対する単位時間あたりに入れ替わる容積の割合は，リリカ® の方が大きいように思いませんか？ 薬が消失する速さは，流出流量÷容積 (＝消失速度定数 ke) で求めることができます．この式を用いてリリカ® とジスロマック® の ke を比較してみましょう．

リリカ®：5L/hr ÷ 40L = 0.125/hr ＞ ジスロマック®：36L/hr ÷ 1,998L = 0.018/hr

以上より，ke が大きいリリカ®の方が，からだから消えやすいことがわかります．下式で，ke より両剤の半減期を求めることで確認できます（半減期については p.21 を参照）．

半減期 $t_{1/2}$ = 0.693/ke
リリカ®：0.693 ÷ 0.125 = 5.544 (hr) ＜ ジスロマック®：0.693 ÷ 0.018 = 38.5 (hr)

ジスロマック®の半減期（38.5 時間）は，臨床データとして添付文書に示されている半減期（約 62 時間）と異なりますが，ここでは，ke が異なる例として，からだから消える速さの違いを**下図**で確認してみましょう．

消失速度が速いということは，水槽内の水の入れ替わりが速いということです．からだに置き換えると，分布容積中の薬が速く減っていくことが図から読み取れます．

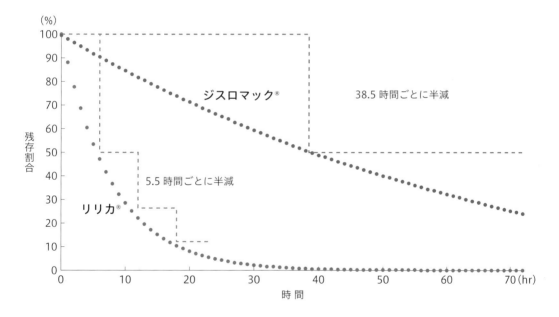

 ## 解釈における工夫

(2) 式の関係から，CL は「Vd の ke 倍の容積に見合う塩水を，単位時間あたりに水に置き換えることのできる排泄能力」と解釈することができます（この CL：2L/min，Vd：10L を用いると，それに相応する ke は 0.2/min となり，1 分間あたり総分布容積の 20％ が除去されることを示します）．

ヒトでは，実際の生理パラメータとして推定されるのが CL と Vd になるので，ke は両者を関係づける定数として算出されます．

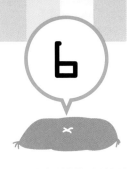

6 1-/2-コンパートメント モデルの使い分け

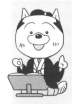

質問

1-/2-コンパートメントモデルの違いは？ また，どのように臨床応用されるのでしょうか？

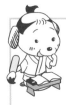

動態学的な みかた

からだを1つの器か，2つの器として薬のうごきを考えるかの違いです．
1-コンパートメントモデル：投与後，速やかに全身に行き渡り，血液中の薬物濃度が一様になるとみなすことができる薬に適応します．
2-コンパートメントモデル：投与後，ゆっくり全身に行き渡る薬に適応します．この薬は血液中の薬物濃度の減り方が2段階に分けて表されます．

臨床的な解釈をイメージするため — ステップ1

　1-コンパートメントモデル，2-コンパートメントモデルの違いを理解するために，仕切りで分けられた2種類の水槽をイメージしながら考えていきましょう．

① 仕切りが網のように左右を隔てる効果がほとんどないとき： 1-コンパートメントモデル

左槽に塩を一度に投入すると，速やかに左と右の両槽に一様に分布します．

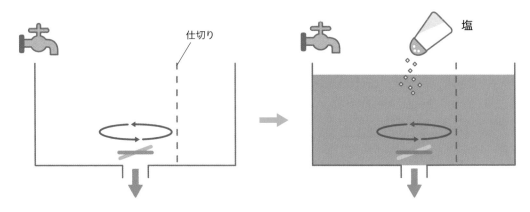

分布後の塩分濃度は，両方の槽で一様に低下します．

左槽の濃度は一次反応速度で低下します．

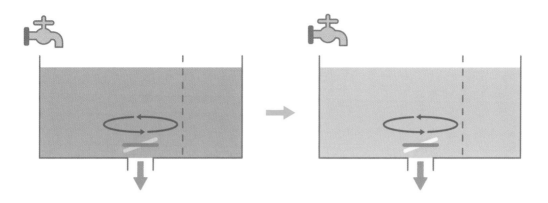

このとき，左槽と右槽における塩分濃度は次のように変化します．

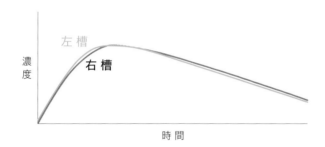

2 仕切り（隔壁）で左右が隔てられ，塩の移動に時間がかかるとき：2-コンパートメントモデル

塩を左槽に投入すると速やかに左槽に拡散します．その後，右槽にも時間がかかって拡散します（水槽1）．

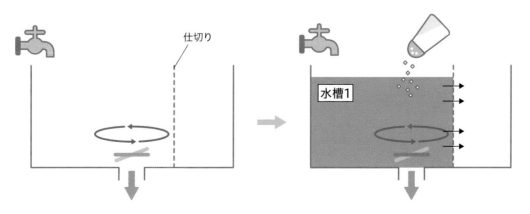

水槽の底から塩水が流出しつつ，塩分が左槽から右槽へ移動しながら，水槽全体の塩水濃度は低下します．この経過を左槽の濃度変動とともにみてみましょう．

　まず**水槽1**のように左槽のみで拡散するため，左槽での濃度が高くなります．その後，塩は底から流出しつつ濃度差の大きい右槽に移行するので，左槽の濃度は急激に低下します（**水槽2**）．

　右槽への拡散（分布）が終わり両槽の濃度差がなくなった後（**水槽3**）は，塩が流出し先に濃度が低下する左槽に向かって右槽から塩が移動します（**水槽4**）．その後は，小さい濃度差によってこの移動が続きます（**水槽5**）．

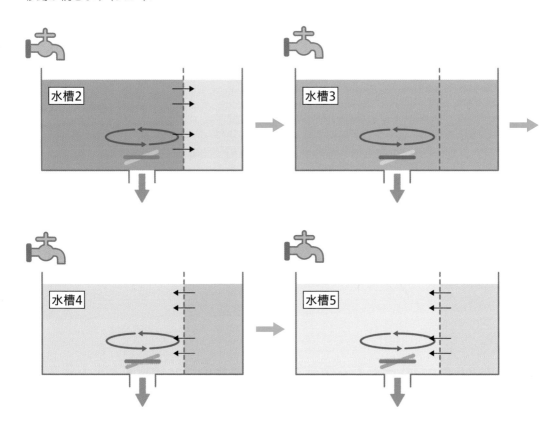

　このとき，左槽と右槽における塩分濃度は次のように変化します．

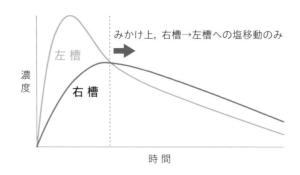

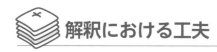 解釈における工夫

ヒトのからだにおける血液中の薬物濃度測定と薬のうごきについて，水槽モデルでイメージすると，次のように対比させることができます．

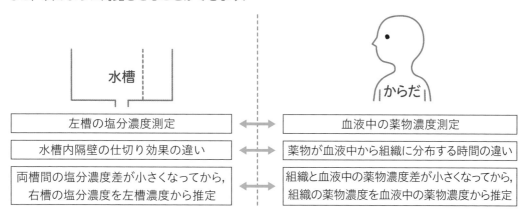

 臨床的な解釈をイメージするため―ステップ2

ところで，下図のように薬物濃度の減衰挙動は1-コンパートメントモデルでは常に一定の速さですが，2-コンパートメントモデルでは異なる2つの減衰する速さが存在します．

1-コンパートメントモデル

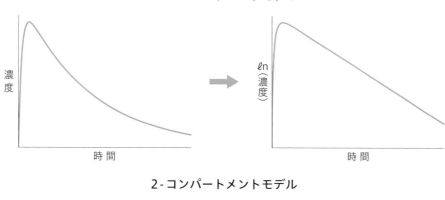

2-コンパートメントモデル

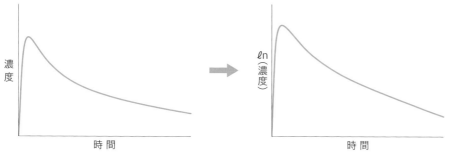

なぜ，このようになるのでしょうか，そして2-コンパートメントモデルではどちらの減衰する速さ(傾き)を使えばよいのでしょうか？

① 1-コンパートメントモデルの減衰：1つの減少期(指数関数)

左槽からの薬の消失速度は常にからだからの消失速度と同じとみなすことができます.

② 2-コンパートメントモデルの減衰：2つの減少期(指数関数)

分布相(最初の減少期)：初めにみられる急激な濃度低下は，血液中から組織に移行する薬と代謝排泄される薬との総和によるものです. 真に体内から薬が消失することによる低下ではありません(水槽6).

消失相(2つ目の減少期)：血中と組織の両方から薬が消失することで血中濃度が低下します. このときの薬物移動は，組織から血液中に向かう移動のみです(水槽7).

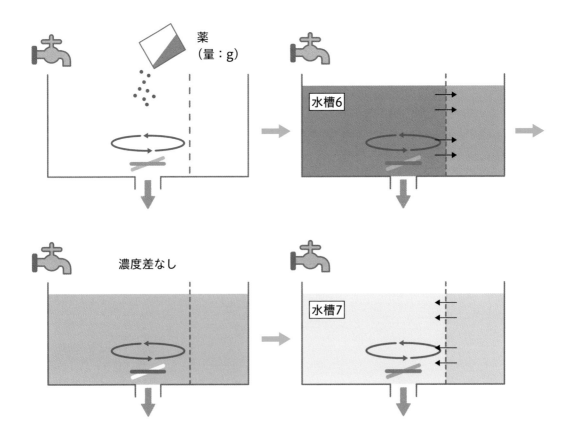

この水槽モデルとヒトのからだとは，次のように対比させることができます.

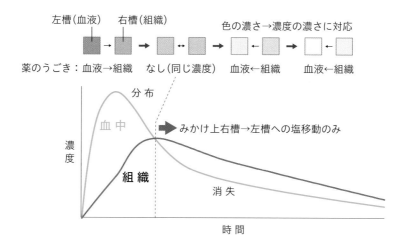

2-コンパートメントモデルで表される薬が**からだから真に消失する速度**は，**分布が終了した後に**なります．

上に示す 2-コンパートメントモデルの挙動を示す薬の採血時刻には注意が必要です．ジゴキシンが代表例です．投与 8 時間あたりまで血液中の薬物濃度は高いものの，組織中濃度とは大きく乖離します．このように，分布し終わっていない間は，血中薬物濃度の正しい評価ができません．分布が終了する 8 時間以後に採血することで，ようやく望ましい評価をすることができます．

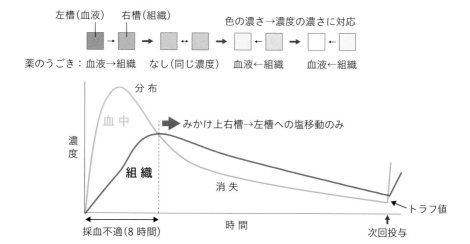

7 肝・腎機能低下時の投薬の考え方

質問

薬物を除去する肝機能や腎機能が低下している患者への投与量の決め方は？

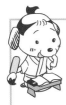

動態学的な みかた

健常時と比べ薬が分布する容積は変わりませんが，薬が消失する速度が遅くなります．その結果，定常状態に到達するまでの時間が長くなり，健常時と比べて同じ投与量でも定常状態の濃度が高くなります．低下した消失速度に見合う量を投与する必要があります．

臨床的な解釈をイメージするために

下図のように水槽の底から水が流出入するモデルで考えていきましょう．

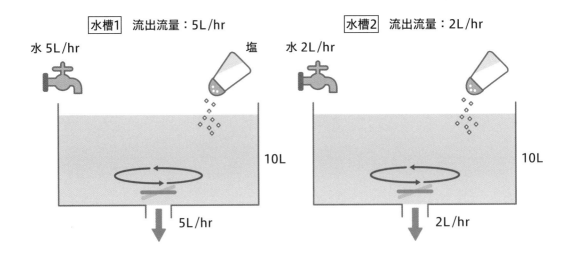

水槽1と2の容積は同じですが，底の穴から流出する流量は水槽2の方が少なく，水槽1に比べて槽内の水の入れ替わりが遅くなります．それぞれの水槽にくり返し塩を入れたときの濃度推移を考えてみましょう．塩を1時間おきに10g入れたとき，水槽の塩分濃度は**下図**のように推移します．

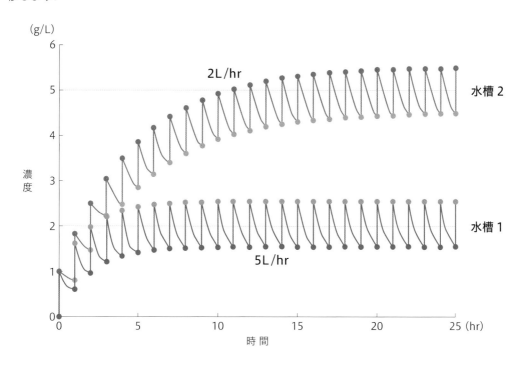

2つの水槽において，水槽1が健常なクリアランス (CL) とすると，水槽2は肝・腎障害などによりCLが低下している状態を表します．

水槽1　Vd：10L，CL：5L/hr，ke：0.5/hr → $t_{1/2}$：0.693/0.5 ≒ 1.4hr

水槽2　Vd：10L，CL：2L/hr，ke：0.2/hr → $t_{1/2}$：0.693/0.2 ≒ 3.5hr

（Vd：分布容積　CL：クリアランス　ke：消失速度定数　$t_{1/2}$：消失半減期）

Vdが同じなので10gの塩を入れたときに上昇する濃度の幅は1g/Lと同じです．その一方で次のような2つの違いがあります．

① 定常状態になるまでの時間

定常状態になるまでの時間は，$t_{1/2}$の4〜5倍なのでそれぞれ次のようになります．

水槽1：1.4hr × 4〜5 = 5.6〜7hr

水槽2：3.5hr × 4〜5 = 14〜17.5hr

水槽1が6時間程度に対して，水槽2では16時間前後の時間を要することがわかります．

② 定常状態の平均濃度 Css (ave)

前ページの図から平均濃度 (Css(ave)) は，水槽 1 が約 2g/L，水槽 2 が約 5g/L になることがわかります.

1 時間おきに定期的に入れる塩の量 (維持量) と CL，Css(ave) 関係は，次式のように示されます (p.56，『定常状態における「平均濃度」の考え方』参照).

維持量＝ CL × Css(ave) × 1 時間

水槽 1　10g ＝ 5L/hr × Css(ave) × 1 時間　∴ Css(ave) ＝ 2g/L
水槽 2　10g ＝ 2L/hr × Css(ave) × 1 時間　∴ Css(ave) ＝ 5g/L

健常時に比べ，肝・腎障害時では次のことが懸念されます.

- 定常状態に到達する時間が延長する.
- 同じ維持量では定常状態の濃度が高くなる.

定常状態の Css(ave) を同じにするには，水槽 2 の維持量を水槽 1 の維持量の 2/5 (4g/hr) に減量します. クリアランスに比例して維持量を減らす必要があります. 一方，クリアランスが変わらなければ維持量を変えても定常状態に到達するまでの時間は変わりません.

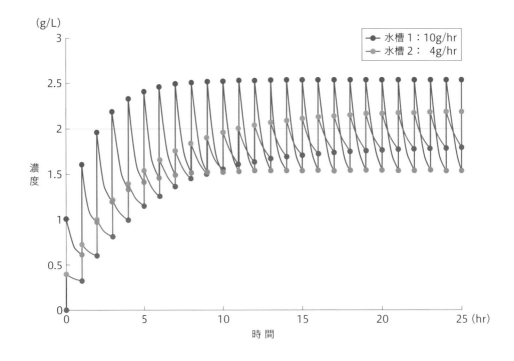

流出流量が多いほど槽内の水の入れ替わりが速く，濃度は**速く低下する**ことになります. 流出流量が多い場合，塩分濃度はより速く薄まるため濃度を元に戻すには，より多く塩を供給する必要があります.

以上より，同じ Css(ave) を維持するには，クリアランスが大きいほど維持量も多く必要となります.

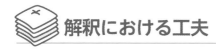 解釈における工夫

　消失臓器の障害などで薬の消失能力が低下しているときと，健常時で投与量を設定するときの違いは次のように考えることができます．

- 分布する容積は変わらない．→ 初回に投与する量 (負荷投与量に相当) は変わらない．
  (浮腫など，例外はあります．詳細は他書に譲ります)
- クリアランスが低下する．→ 維持投与量を減らす必要がある．

以上のように，クリアランスの変動は維持投与量の設定に影響します．

 参考

　負荷投与量の単位が重さ (mgなど) であるのに対し，維持投与量は薬の消失速度から導き出されるので，単位は時間あたりの投与量，投与速度 (mg/dayなど) として表されます．

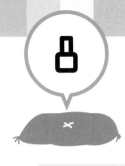

消失半減期の求め方

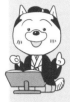

質問

半減期の求め方を調べると，$t_{1/2} = 0.693/ke$ という公式が出てきますが，どのように求めれば，この結果になりますか？

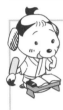

動態学的な みかた

薬が体内から消えていく割合（消失速度定数：ke）と消失半減期（$t_{1/2}$）は反比例の関係にあります．ke と $t_{1/2}$ の積が 2 の自然対数値〔$\log_e 2$（＝ℓn2）＝ 0.693〕として表されます．

臨床的な解釈をイメージするために

下図のような水槽におけるメダカの減り方を考えてみましょう．

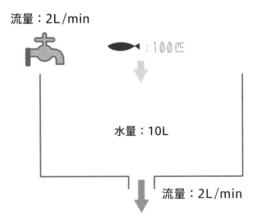

流量：2L/min

：100匹

水量：10L

流量：2L/min

　このとき，メダカの数は 1 分ごとに 100 → 82，82 → 67，67 → 55 と少なくなります．それぞれの 1 分間で減る数は一定ではなく，18，15，12 と時間の経過とともに減る数も少なくなっていきます．

　水の流出流量は一定ですが，容積あたりにいるメダカの数 (分布密度) が一次消失に従って減少していくので，メダカの数も一次消失速度で減少することになります．

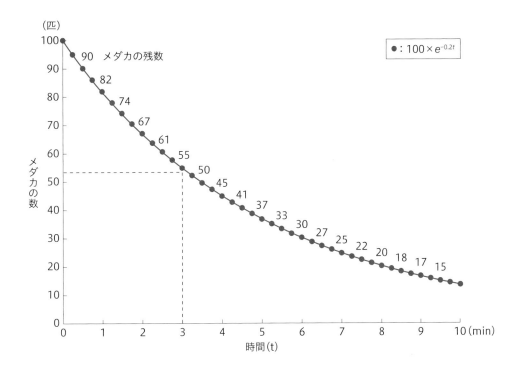

　上のグラフにおいて，縦軸をメダカの数の自然対数としてプロットすると**次のページのグラフ**のような青色の直線になります．

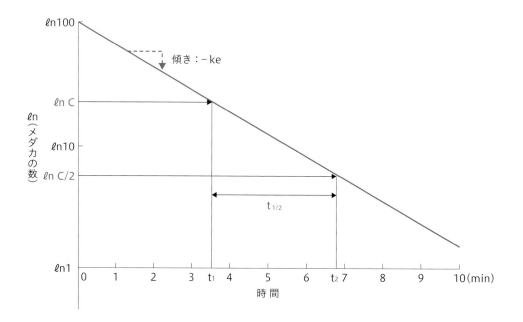

　次に任意の濃度 C が半分の C/2 となるまでに要する時間を考えてみましょう．**上図**において，時刻 t_1，t_2 における濃度を C，C/2 とすると，下式が成り立ちます．

$$-ke = \frac{\ln C/2 - \ln C}{t_2 - t_1}$$

$$t_2 - t_1 = \frac{\ln C - \ln C/2}{ke}$$

$$= \frac{\ln \dfrac{C}{C/2}}{ke}$$

$$= \frac{\ln 2}{ke}$$

$$= \frac{0.693}{ke}$$

　ここに，$(t_2 - t_1)$ は消失半減期 $(t_{1/2})$ に相当するので，下式を導くことができます．

$$t_{1/2} = \frac{0.693}{ke}$$

9 吸収速度定数の考え方，利用法

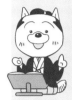

質問

薬によっては，インタビューフォームに吸収速度定数 (ka) が書いてあることがありますが，その考え方を教えてください．また，臨床上での利用方法があれば教えてください．

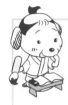

動態学的な みかた

吸収速度定数 (ka) は，薬物が消化管や筋肉から血液中に吸収される速さを示し，その値が大きいほど速く吸収される薬であることを示します．また，吸収速度定数から経口投与や筋肉内注射後の消化管や筋肉内における薬の残存量を推定することができます．

臨床的な解釈をイメージするために

下図のように 2 つの水槽が，上下に並ぶ場面をイメージして下さい．

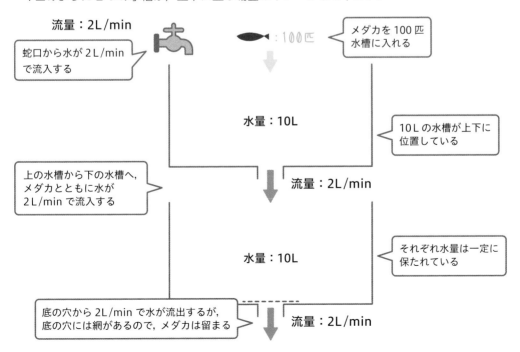

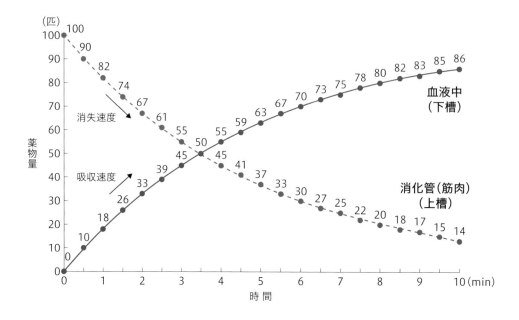

　上槽を消化管や筋肉，下槽を血液と考えると，上槽から下槽へのメダカの移動は消化管・筋肉における薬の「消失」であると同時に血液中へ「吸収」される薬のうごきとみなすことができます．このように，消化管・筋肉内における薬の「消失」と血液中への「吸収」は同じしくみで同時に起きます．消失速度が「消化管内・筋肉で薬が消失する速さ」に対して，吸収速度は「血液中で薬が増加する速さ」になります．薬の増減は逆ですが，それぞれの「速度定数」の絶対値は同じであり，kaは，0.2/minになります（p.8，「一次反応速度」参照）．

　下槽（血液）について考えると，血液中に吸収された薬は，初回通過効果などで直ちに消失するものもあり，メダカのイメージのようにすべてが累積されるわけではありません．下槽からもメダカが流出し，数が減るイメージになります．したがって，血液中ではある時間において「累積量 ＝ それまでの吸収量 − それまでの消失量」になります．

　一方，上槽（消化管・筋肉）に注目すると，「消化管・筋肉内の薬はkaによって一次消失する」と考えることもできます．これによって特定の時刻における消化管・筋肉内にある薬の残存量を定量することができます．

　消化管・筋肉内の薬物量が半分になる時間（消失半減期にあたる時間）を $t_{a1/2}$ とすると以下の関係が成り立ちます（血液中から薬物が代謝・排泄で消失する消失半減期と区別してください）．

　　　$t_{a1/2} = 0.693 \div ka$

$t_{a1/2}$ によって消化管内に残る割合がわかります（p.72，「肝・腎機能低下時の投薬の考え方」参照）．

時　間	0	$1 \times t_{a1/2}$	$2 \times t_{a1/2}$	$3 \times t_{a1/2}$	$4 \times t_{a1/2}$	$5 \times t_{a1/2}$
残存量の割合（%）	100	50	25	12.5	6.25	3.125

$t_{a1/2}$ ごとに消化管・筋肉内の薬が半減するので，服用後 $t_{a1/2}$ の4〜5倍の時間経過後には，消化管・筋肉内にはほとんど薬が残っていないことになります．また，以下の関係から吸収された薬物量も定量することができます．

投与量 － 消化管・筋肉内の残存量 ＝ 血液中への吸収量

具体的な例として，デパケン® 錠 (ka = 0.9/hr) について考えてみます．200mg を服用した後の血液中への吸収と消化管内の残存は**下図**のように表されます．

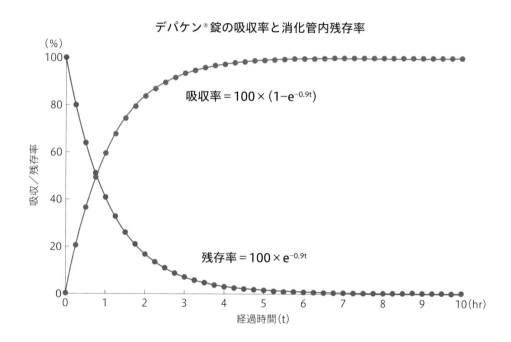

デパケン® 錠の吸収率と消化管内残存率

消失速度定数 0.9/hr で消化管から薬が消失すると考えると，下式が導かれます．

$t_{a1/2}$ = 0.693 ÷ 0.9 = 0.77 (hr)

このことから消化管内の薬について次のことがわかります．

- 0.77 (hr) ごとに半減すること．
- 3.2〜3.9 (0.77 × 4〜5) 時間後には，ほとんど残っていないこと．

次に，徐放製剤のデパケン®R錠200mg (ka = 0.3/hr) を服用した場合を示します.

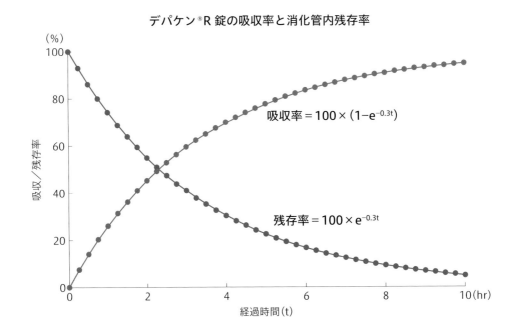

デパケン®R錠の吸収率と消化管内残存率

消化管内で半減する時間は，下式の通り算出されます.

$$t_{a1/2} = 0.693 ÷ 0.3 = 2.31 \text{ (hr)}$$

さきほどのデパケン®錠と同じように消化管内に残る薬と吸収される薬について考えることができます. デパケン®R錠の消化管内の薬は，$t_{a1/2}$ 2.31 (hr) の4〜5倍，つまり約10時間 (9.2〜11.6時間) でほとんど吸収されると推測できます. 徐放製剤のデパケン®R錠はデパケン®錠に比べて，長く消化管内に残っていることがわかります.

kaを使うと，吸収過程における薬の相互作用，あるいは食事による影響を避けるために必要な時間を具体的に考えることができます. 臨床例として，ウイルソン病治療薬のペニシラミン (メタルカプターゼ®カプセル) を取り上げます. ペニシラミンは血清銅と可溶性のキレートを形成し，尿中排泄を促進しますが，食事の影響で作用が減弱するので食前空腹時に服用します. 実際，食前のどれくらい前に服用すれば (服用後どのくらい時間を空けて食事をすれば) よいかを考えます. kaは0.8/hr (インタビューフォームより) なので，ペニシラミンが消化管で半減する時間 ($t_{a1/2}$) は，約50分になります.

$$t_{a1/2} = 0.693 ÷ 0.8 ≒ 0.87 \text{ (hr)} \quad ∴約50分$$

したがって，服用 50 分後に 50％，1 時間 40 分後（100 分後）に 25％ が消化管内に残っています（**下図**参照）．このことから，服用から 1 時間半以上後に食事をすれば，ペニシラミンの 70％以上が吸収されているため（影響されても 30％ 以下），十分な効果が期待できます[1]．

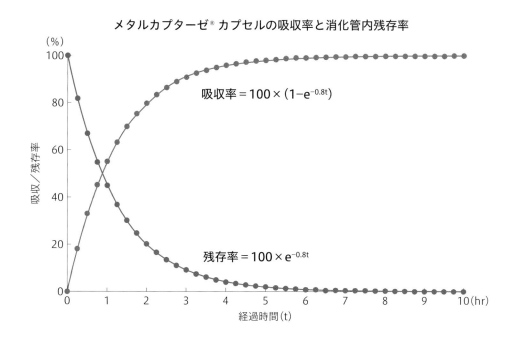

メタルカプターゼ® カプセルの吸収率と消化管内残存率

解釈における工夫

ka から消化管内に残存する薬物量を推定することができます．臨床では相互作用のあるような薬を一緒に服用するとき，どれくらいの間隔を空ければよいかの目安に用いることができます．ただし，ka は食事などの影響を受けやすく，その都度大きく変動する値であることに注意が必要です．

引用文献

1）福岡憲泰ほか：尿中銅排泄量に基づく小児ウイルソン病患者での適切な D-ペニシラミン服用方法．YAKUGAKU ZASSHI，122（8）：585-588，2002.

第 3 章

「くすりのうごき」と 投与設計

　かつて，「TDA (Therapeutic Drug Assay) に留まらずに TDM (Therapeutic Drug Monitoring) へのさらなる展開」といったフレーズを目にしました．TDA とは濃度を測ることだけに終始すること，一方，TDM は測定濃度をもとにさらなる解釈を加えることです．

　もちろん，TDA で臨床的な要求に応えることもできますが，TDM により個々の患者に適した投与設計をする，つまり，添付文書の「年齢，体重，症状により適宜増減」の「適宜」を定量 (具体) 的に示すことが可能となります．患者は，副作用への不安が軽減し，かつ薬の効果を最大に期待できる治療を受けることができます．

　患者情報，投薬歴などの薬剤情報および薬の血中濃度に関連した情報から投与設計を行いますが，その際に薬物動態パラメータや用いる薬物動態モデルが生体現象に合致するかどうかを検討するとともに，人体にあてはめる場合には生体現象のとらえ方に工夫が必要です．あくまで患者さんの治療であり，薬の血中濃度を治療 (調整) するわけではありません．濃度の調整に終始するのではなく「臨床効果」に主眼をおくべきです．また，濃度の解釈は「効き目を発揮する」ではなく，「効き目が期待できる」ものです．

　一方，投与設計はあくまで最終服薬や採血時刻などの事前情報が正しいとする仮定での数学的な推定による対応です．変更後の濃度測定により，この対応が妥当なものであるかどうかを確認する必要があります．

　本章では，投与設計時によく質問されたことを取り上げています．これらへの回答をぜひ最適な投与設計とそのサポートにお役立てください．

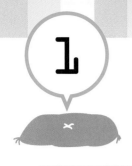

1 薬の効果を評価する指標は？

質問

血中濃度を測定する理由は？ すべての薬の血中濃度を測定するの？

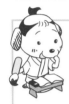

回答

多くの場合，血中濃度は薬の効果および副作用の発現とよく相関するので，それらを評価する指標になります．しかし，そのすべての薬につき血中濃度を測定することは費用対効果が低いため，臨床では，診療報酬の算定対象となる薬が特定されています．

 ## 居酒屋で学ぶ「薬の効果と血中濃度との関係」

　私は，薬物血中濃度モニタリング (TDM) の説明をする際，アルコール (お酒) を引き合いに出すことにしています．最も身近な薬として，飲んだ後の吸収・分布・代謝・排泄といった体内動態と，酔っぱらうといった薬理効果を，割と多くの人が身をもって知っており，他の薬にもあてはめて考えやすいからです．

　また，同じコップ 1 杯のビールを飲んでも，酔っぱらう程度 (アルコールの効果) が人様々なのもよくわかっています．同じ投薬量から同等の効果が見込めない例になります．一方，酔いの程度を客観的に判断する方法は，呼気中アルコール量の測定です．脳内のアルコール濃度が効果の強さに大きく関わりますが，測ることはできません．これに代わる血中濃度が望まれますが，簡便に測ることのできる呼気中の量で調べます．効果が現れる臓器の薬物濃度ではなく，血中濃度で判断する例になります．

　アルコールのように穏やかな作用を持つ薬でさえも血中濃度から客観的かつ定量的に効果を判断します．さらに強力な薬理作用を持ち，厳格な投薬管理が求められる薬ではなおさらのことと理解してもらえるでしょう．

効果に対する投与量と血中濃度の関係

　投与量および血中濃度，効果との関係を**下図**に示します．薬の効果を評価する際，血中濃度を指標として用いる大きな理由はこの関係によるものです．すなわち，

　①薬の効果は，投与量よりも血中濃度の方が高い相関がある（個体差が小さい）

　②薬の効果とよく相関する組織中濃度は直接測定できないが，血中濃度から推定することができる（厳密には，組織中濃度は遊離形濃度として推定する）

という2つの理由によります．

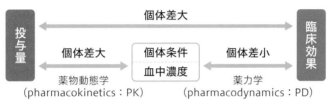

血中濃度と臨床効果の関係（臨床効果の客観的指標）
PK：薬に対する体のはたらきかけ
PD：体に対する薬のはたらきかけ

 # 血中濃度測定が必要な薬の特徴

　上述した2つの理由は多くの薬に当てはまるため，そのすべての薬の血中濃度を測定すれば効果的な薬物治療が実践できると考えられます．しかし，すべての薬につき血中濃度を測定することは費用対効果が低く，臨床では，以下の特徴を有する薬の血中濃度を測定します．

①良好な効果発現が認められる濃度と副作用の発現が高い確率で認められる濃度の間（治療濃度域）が狭く，投与量の調整が難しいもの

②中毒が発生したときの代償が大きいもの

③体内動態と薬効および毒性との関連性が認められているもの

④薬物濃度を測定できる方法が確立されているもの

以上の特徴を有する薬で，薬物血中濃度モニタリング (TDM) による治療管理が診療報酬として認められている薬 (特定薬剤治療管理料を算定できる薬) を**下表**に示します．

　TDM を必要とする基本的な薬は，毒性が強く中毒が発現しやすいため血中濃度を測定し，適切な管理を求められる薬です．そして，適切な採血時期，評価判定法の知識が必要な薬でもあります．

特定薬剤治療管理料を算定できる薬

	対象薬剤	対象疾患
ジギタリス製剤	ジゴキシン	心疾患
テオフィリン製剤	テオフィリン	気管支ぜん息など
抗不整脈薬	ジソピラミド，ピルシカイニドなど	不整脈
抗てんかん薬	フェノバルビタール，ゾニサミド，フェニトイン，ガバペンチン，レベチラセタムなど	てんかん
	カルバマゼピン，バルプロ酸など	躁うつ病，躁病
リチウム製剤	リチウム	躁うつ病
免疫抑制薬	シクロスポリン，タクロリムス，ミコフェノール酸など	臓器移植後
	シクロスポリン	ベーチェット病，ネフローゼ症候群など
	タクロリムス	全身型重症筋無力症，関節リウマチなど
抗悪性腫瘍薬	メトトレキサート	急性白血病，肉腫など
	イマチニブ	慢性骨髄性白血病など
アミノ配糖体抗生物質	アミカシン，ゲンタマイシン，トブラマイシン，アルベカシン	メチシリン黄色ブドウ球菌(MRSA)感染症など
グリコペプチド系抗生物質	バンコマイシン，テイコプラニン	
抗真菌薬	ボリコナゾール	難治性真菌感染症，造血幹細胞移植

2 血中濃度はいつどのように測定し，評価するのか？

質問
薬の血中濃度測定の重要性はわかるけど，いつ，どのように測定し，評価するの？

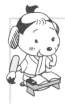

回答

血中濃度の推移は薬ごとに，さらに経口，注射などの投与形態によっても異なります．また，血中濃度はほとんどの場合，時間とともに変動します．効果を十分に引き出し，副作用を未然に防ぐために血中濃度を管理しますが，刻一刻と変動する濃度の管理方法はさまざまです．

血中濃度と管理方法

① 血中濃度と測定濃度

薬は血液中で，血漿タンパクと結合した結合形と，結合していない遊離形として存在します．薬理効果を発揮するのは遊離形の方なので，効果の推定には遊離形濃度を測ればよいことになります．しかしながら，臨床では以下のような理由から，遊離形濃度と結合形濃度の和である総濃度を測ります．

- 遊離形濃度を測るには非常に労力を要すること．
- 多くの薬では遊離形濃度と総濃度とは平衡関係にあるので，総濃度をもとに推測できること（バルプロ酸は代表的な例外）．

参考

タンパク結合率の高い薬（フェニトインやテイコプラニンなど）は，低アルブミン血症でタンパク濃度が低下すると一過性に遊離形薬物の比率と濃度が大きく上昇します．消失するのは遊離形の方なので，その濃度は元に戻るまで低下します．一方，結合形は変わった後の比率による

89

濃度になります．結果として，同じ投与量でも総濃度は低くなりますが，遊離形濃度は変わりません．この場合には，見かけ上低下した総濃度をタンパク結合率とアルブミン濃度で補正して評価する必要があります（詳細は専門書に譲ります）．

このように，総濃度だけでは説明できず，理解できないことも多く見受けられます．遊離形濃度も常に意識して効果との関係を考えることが大切です．

② 測定（採血）する時期と評価

薬の投与形態により血中濃度の推移は異なるので，それぞれの形態で「測定時期とその評価」を知っておく必要があります．

 投与の形態と濃度評価

投与形態は，くり返し投与する・しないで大別することができます．くり返すときは，ほとんどの薬で定常状態が現れます．濃度を評価する時期はそれぞれ違います．

① 定常状態下（治療域内維持管理）

▶トラフ

測定時期：投与直前（トラフ値）

評価と対応：経口投与でもっとも多く，間欠的に（くり返し）投与します．定常状態の最低濃度が治療域内を維持するよう管理・評価します．

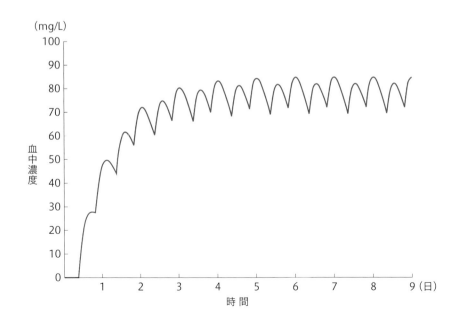

　静脈内投与においても同様に管理・評価します．代表例として，グリコペプチド系抗菌薬では効果 (時間依存性) とともに副作用も評価します．

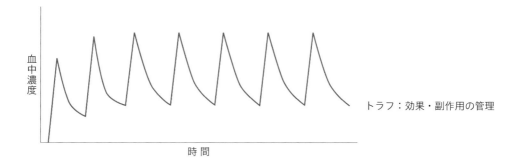

トラフ：効果・副作用の管理

▶ピーク・トラフ

測定時期：ピークおよびトラフ値

評価と対応：間欠的な (くり返し) 投与による定常状態で，ピーク値とトラフ値がそれぞれ治療濃度域内を推移するよう管理します．この形態に属する薬には，アミノグリコシド系抗菌薬があります．効果は濃度に依存するのでピーク値を，一方で副作用はトラフ値で管理します．

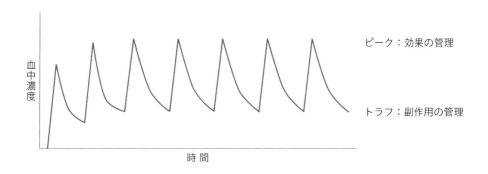

ピーク：効果の管理

トラフ：副作用の管理

参考

　2-コンパートメントモデルで表される薬物動態では，投与終了後に最高濃度となる時間が血液と組織とで違います．

　アミノグリコシド系抗菌薬 (アルベカシン) の組織中のピーク値は，必ずしも点滴終了後の最高血中濃度ということではありません．効果が発現する組織 (標的臓器) の濃度が最も高くなるときの血中濃度で判断する必要があります (p.66,「1-/2-コンパートメントモデルの使い分け」参照)．

　投与開始後，薬が血液中から組織へと分布を終えるには約1時間 (血中濃度と組織中濃度が交差する時間) かかります．したがって，投与開始1時間後の血中濃度がピーク値になります (例：30分間の点滴静注では終了後30分，1時間以上の点滴静注では終了直後)．このとき，最高血中濃度を C_{max}，分布終了時点での血中濃度を C_{peak} として区別します (詳細は専門書に譲ります)．

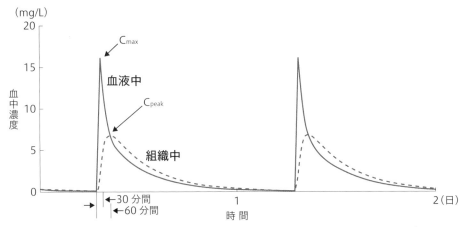

〔動態解析ソフトウェア Easy TDM（香川県病院薬剤師会）により作図〕

▶持続点滴静注による管理

測定時期：定常状態到達後，任意の時刻.

評価と対応：目標濃度が治療濃度域内を推移するよう管理します. 一定の速度で投与するので，定常状態の濃度は常に一定です.

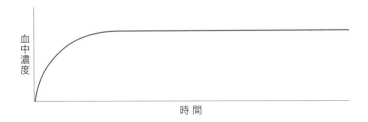

② 非定常状態下

▶単回（大量）投与の管理

　メトトレキサート（MTX）の 6 時間点滴静注（救援療法）が代表例です.

測定時期：投与開始 24，48，72 時間後.

評価と対応：指定時間における中毒濃度を下回ることを確認.

　MTX は，肉腫や急性白血病などに対する「MTX・ロイコボリン救援療法」に用いられます. 通常，救援療法では 1 クールとして 1 週間に 1 回，6 時間の点滴静注を行います. 1 回の投与量が大量であるため，骨髄機能抑制や肝・腎機能障害などの重篤な副作用の発現が懸念されます. したがって，投与が終わった後，MTX が順調に排泄されているかどうかを血中濃度から確認します.

　24 時間後は分布の途中なので，高い場合には水分負荷（hydration）によって血中にある MTX

の排泄を促すことで組織へ移行する量を減らすことができます．一方，およそ40時間以降の消失相では血中濃度と組織中濃度間の差が小さくなります．48，72時間後に中毒域濃度以下であれば，排泄遅滞による副作用の発現が避けられると判断します．

MTX投与後の中毒域

- 24時間後 → > 10 μM
- 48時間後 → > 1 μM
- 72時間後 → > 0.1 μM

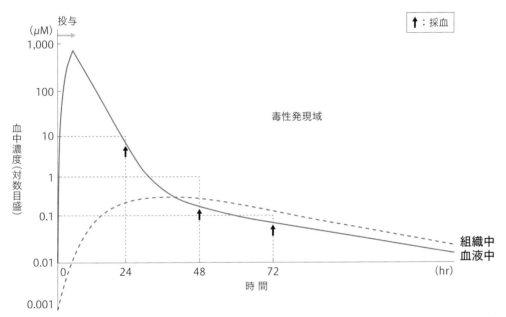

(Watanabe M, Fukuoka N, et al：Biol Pharm Bull, 37(6)：916-921, 2014を改変)

以上，いずれの場合においても，組織中の薬物濃度を正しく評価できる時期に測定（採血）しなければなりません．

3 なぜ投与直前で採血するのか？

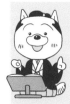

質問

血中濃度を測るため，投与直前に採血する理由は？

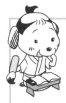

回答

投与直前の濃度はトラフ値と呼ばれます．薬がくり返し投与されている定常状態の最低濃度として測ります．時間差や吸収速度，点滴速度の差による影響を受けにくく，変動の小さい安定した値として示されるからです．

トラフ値の特徴と臨床での利点を**下表**に示します．

	特　徴	臨床使用における利点
①	時間経過による変動幅が小さい．	採血時刻が前後しても評価にあまり影響しない（薬による差あり）．
②	血中濃度と組織中濃度との差(乖離)が小さい．	薬効評価をするに望ましい濃度である．
③	同じ投与量では，投与速度や吸収速度によらずほぼ一定の値を示す．	点滴時間や内服時の吸収時間の違いに影響されない．
④	投薬の直前を目安に採血した値である．	用法で指示されており，毎回はぼ同じ時刻の濃度として比較・評価できる．

そして，線形の動態に限ると，トラフ値はクリアランスに反比例し，維持量と比例する（CL ＝ 維持量/AUC，AUC ∝ トラフ値）ので，維持量を調整する目安にもなります (p.72，「肝・腎機能低下時の投薬の考え方」／p.121，「クリアランスが維持投与速度の目安になる理由」参照)．

バンコマイシン (VCM) を例に確認してみます．次の模擬患者に VCM を投与したときの濃度推移を示します (**下図**)．

50 歳男性，体重 72 kg，クレアチニンクリアランス 85 mL/min

VCM 1 回 1 g を 1 または 2 時間かけて 1 日 2 回 12 時間おきに投与．

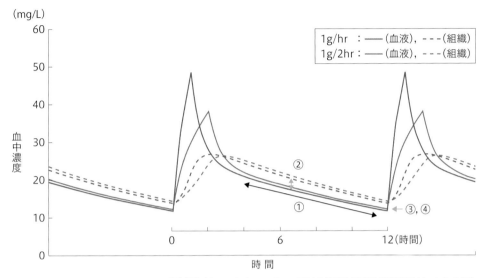

〔動態解析ソフトウェア Easy TDM (香川県病院薬剤師会) により作図〕

　VCM の 2-コンパートメントモデルで表される定常状態の動態挙動を示します．この例では，1 時間および 2 時間点滴ともに，投与終了 1 時間後に血液と組織の濃度曲線が交差しており，分布が終了することがわかります．

　上記の特徴と利点①〜④は，次のように示されます．

①消失相の曲線の傾きは小さく，時間の経過による濃度 (減衰) の違いは小さい．

②実線と点線の濃度差が小さく同じ傾きで減衰しており，血液中と組織中濃度間の差が小さい．

③実線間の差が小さいまま減衰するので，ほぼ同じ濃度になる．

④投薬開始からの経過時間が毎回ほぼ同じ．

 参考

　トラフ値は定常状態の消失相で単調に減衰する途中の濃度です．採血する時期は，薬が分布し終わった後であればいつでもよいことになります．ピーク値が特定の時刻 (点滴終了後 1 時間など) における濃度であるのに対し，トラフ値は前回の投与からの経過時間に特化した指定 (前回投与から 7 時間後など) はありません．

次にバルプロ酸を例に考えてみます.

模擬患者：36歳女性, 体重50kg

デパケン®R錠 朝8時：200mg × 3錠, 夕19時：200mg × 3錠服用

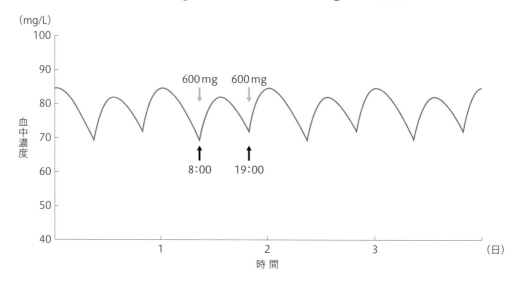

8時と19時の値がトラフ値ですが, それぞれ直前の投与からの経過時間が異なるので違う値になります. 夜間に投与することはあまりなく, 多くの場合, 朝の濃度が最も低くなるので8時の方をトラフ値として扱います.

ところで, ジゴキシンはトラフ値を測るために服用時刻を変えることがあります. 2-コンパートメントモデルで表される動態挙動なので, 服用6～8時間後までは分布が終了しません. したがって, 朝服用して外来を受診すると分布相の濃度を測ることになります. 消失半減期が長く (約40時間), 服用を遅らせても治療にはほとんど影響しないので, 測定□当□は服用せずに採血します.

厳密に言えば, トラフ値は普段よりも3時間程遅く測る値になります. 消失半減期に比べこの時間は短く, この遅れによる濃度の低下分は評価にほとんど影響しません (**下図**).

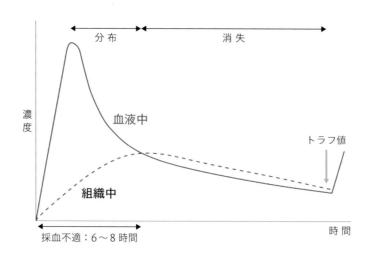

4 なぜ採血時刻を 指定する（守る）のか？

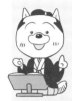

質問

なぜ，採血時刻を指定する（守る）のでしょうか？　採血時刻が前後すると，血中濃度の結果に対してどのように影響するのでしょうか？

看護師からの質問

「複数の患者の採血を担当するとき，指定時刻に採血できない患者もいます．指示とは違う時刻（ほとんどが遅延）で採血したときの測定結果への影響について，また，優先して時間を守らなければならない薬があれば教えてください」

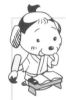

回答

採血時刻の差による血中濃度の違いは，薬物や投与方法，消失半減期の長短などで異なります．濃度の違いが大きくなるものほど指定時刻を守らなければなりません．効果や副作用を正しく評価するには，採血時刻での真の濃度において，時間差による違いが生じていないことが必要だからです．

投与方法と時間差による血中濃度の違い

　血中濃度を評価するとき時間の影響を受ける場合と受けない場合とがあります．それぞれの投与方法が時間差の影響をどれくらい受けるかを考えてみます．

① くり返し投与することで定常状態とする場合

　トラフ値を測定します．減衰する途中に採血するので，指定時刻より早ければ高く遅ければ低い濃度になります．

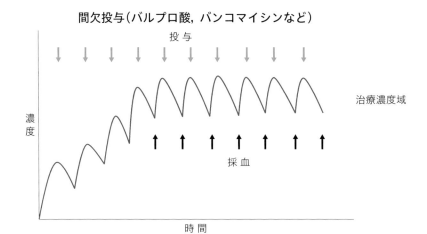

間欠投与（バルプロ酸，バンコマイシンなど）

投 与

治療濃度域

濃度

採 血

時 間

2 持続的に投与（持続点滴）することで定常状態とする場合

定常状態における一定の血中濃度を測定します．いつ採血してもほぼ一定の濃度になります．

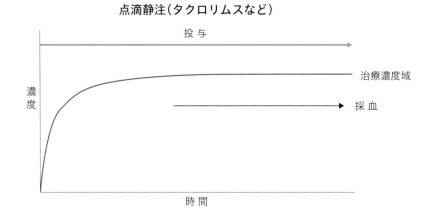

点滴静注（タクロリムスなど）

投 与

治療濃度域

濃度

採 血

時 間

3 単回投与した後の減衰を管理する場合
〔メトトレキサート（MTX）の大量療法〕

薬の消失状況を確認するために，特定の経過時間における値を測定します．

　MTX の大量療法は 3 ～ 6 時間かけて点滴静注します．投与開始から 24，48，72 時間後の濃度を測定します．24 時間値は減衰曲線の分布相に，48，72 時間値は消失相にあります（**次ページ図**）．いずれの濃度も時間差による影響を受けますが，特に 24 時間値は少しの時間差で大きく変わります．

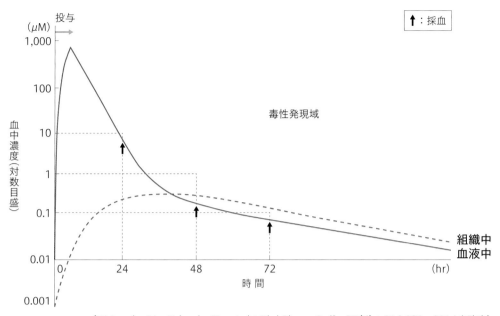

(Watanabe M, Fukuoka N, et al：Biol Pharm Bull, 37(6)：916-921, 2014を改変)

 参考

24時間値：投与終了〜40時間あたりまでは血液中から組織への分布が終了しておらず，血液中からは，分布する前のMTXが排泄されます．この間の水分補給（hydration）によって組織に分布する前にMTXの排泄が促されるので，24時間値はhydrationの判断指標になります．

48，72時間値：分布相から消失相へ移行するのは40時間あたりです．これ以降，組織中MTX濃度が血液中より高く（**上図**参照），組織から血液中へMTXが戻ります（再分布）（p.66，「1-/2-コンパートメントモデルの使い分け」参照）．血液中からの排泄が障害されると濃度が上昇（リバウンド現象）します．48，72時間値は，リバウンド現象による毒性の増強を防ぐ指標になります[1]．

 ## 採血時刻のズレが血中濃度に与える影響

②については，一定濃度が維持されるので時刻による差はほとんどありません．一方，①と③についてはともに減衰（単調に減少）する過程での採血です．指定時刻よりも早ければ濃度が高く，遅ければ低くなります．採血時刻のずれが問題になるのは①と③の場合です．

血中濃度は持続点滴では投与終了後，経口では吸収終了後に最高値を示し，その後は単調に減衰します．このとき，指定された採血時刻における血中濃度との差は，「速く濃度が低下する（半減期の短い）薬ほど大きい」ことになります（**次ページ図**）．

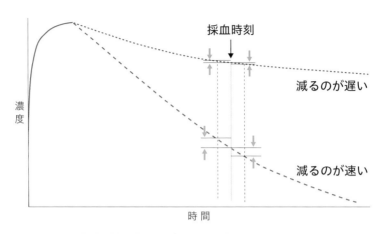

速く減る薬ほど勾配が大きく，濃度の時間差が大きい

以上をまとめると，優先順位は次のようになります．

③ ＞ ① (消失半減期：短 ＞ 長) ＞ ②

①〜③の具体例について，指定時刻および採血が前後したとき血中濃度の違いについて**下表**に示します (代表値であり，消失能の差や併用薬の違いで変動するため注意が必要です)．

	医薬品名(一般名)	消失半減期*(hr)	指定時刻の前		指定時刻	指定時刻の後		治療濃度
			2時間	1時間		1時間	2時間	
①	塩酸バンコマイシン注(バンコマイシン)	4	14.1	11.9	10 mg/L	8.4	7.1	10〜15
	タゴシッド®注(テイコプラニン)	50	20.6	20.3	20 mg/L	19.7	19.4	10〜20
	ネオーラル®カプセル(シクロスポリン)	9	140	130	120 µg/L	111	103	100〜150
	デパケン®R錠(バルプロ酸)	12	89.8	84.8	80 mg/L	75.5	71.3	50〜100
②	点滴静注用プログラフ®(タクロリムス)	8	15	15	15 µg/L	15	15	10〜20
③	メソトレキセート®点滴静注用(メトトレキサート)	20	1.07	1.04	1.0 µM/L	0.97	0.93	1.0以下

＊：代表値(各社添付文書・インタビューフォーム，文献2, 3より引用)

🖋 引用文献

1) 福岡憲泰：腎機能低下時にTDMによる用量調節が必要な薬剤　抗がん剤(メトトレキサート)．腎機能低下患者における調剤業務マニュアル—CKD患者の薬物療法適正化のポイントと実例，一般社団法人日本病院薬剤師会監修，じほう，2014.

2) 福岡憲泰ほか：大量療法におけるメトトレキサート体内動態—Population pharmacokinetics parametersの推定—，TDM研究，22 (3)：220-227，2005.

3) 新訂 ウィンターの臨床薬物動態学の基礎，樋口 駿 監訳，じほう，2013.

5 薬はいつから効き始めるのか？

質問

薬を飲み始めてから効き始めるまでの目安はありますか？

患者からの質問

「今日から新たに薬を飲み始めました．いつごろになればこの薬の効果がしっかり出てくるのでしょうか？」

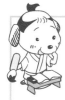

回答

飲みきりの単回服用が可能な薬では，効果が現れるまでの時間は薬の吸収の速さによります．一方，反復服用による定常状態下で効果を期待する場合，投与方法（初回の負荷投与があるかどうか）にもよりますが，定常状態に到達するには消失半減期のおよそ4〜5倍の時間が必要です．効果については，一般に治療効果が安定して現れる時点の血中濃度をもとに判断します．

※本項では定常状態への到達過程を中心に述べています．効果は必ずしも定常状態にならないと発揮されない訳ではありません．

上記のような質問に回答するには，薬の特徴を以下2通りに分けて考えることで対応できます．

① 初回から効き目を発揮する薬

例えば，頓服などで飲み切りとする解熱鎮痛薬（アセトアミノフェン，ロキソプロフェンなど）・制吐薬（ドンペリドンなど），また1日1回服用するフロセミドなどの利尿薬が，初回から効き目を発揮する薬としてあげられます．

これらは消失半減期が短く，効果の発現が早いため，頓服など飲み切りとする場合が多い薬です．

② くり返し服用して効果が現れてくる薬

ジゴキシンやアムロジピンなど反復服用して効果が現れる薬の薬効が安定して発揮されるのは，定常状態に到達してからとみなされます．そのため，どのくらいの時間で定常状態になるかで，効果の発現時期を予測あるいは判断します．

わかりやすいように，同じ量を消失半減期（$t_{1/2}$）ごとにくり返し急速に静注投与した場合を例に考えていきましょう．

まず，初回投与で止めた場合，投与終了直後の濃度を 100 とすると，時間とともに**下図**のように減衰します．

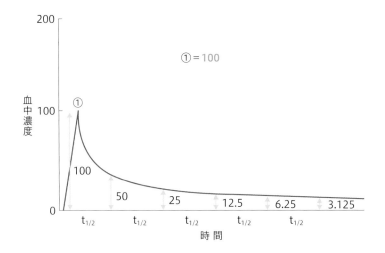

　2 回目の投与によって濃度は**下図**のように 1 回目に積み重なります．2 回目の投与終了直後の濃度は，およそ 100 ＋ 50 ＝ 150 とみなされます．

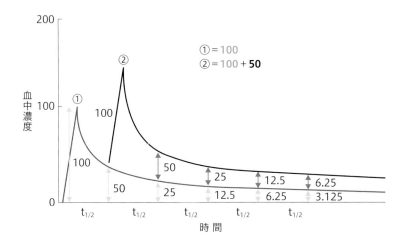

　以下同じようにくり返すと，**次ページの図**のようになります．ピーク値は限りなく 200 に近づきます（同様に投与直前値では 100 に近づきます）．4 回目の投与で 187.5 となり 200 の約 94 ％，5 回では 193.8 と約 97 ％になります．投与開始後，半減期の 4 ～ 5 倍時間が経つと定常状態（ほぼ 100 ％）になるので，これ以降に安定した効果が発揮されるとみなすことができます．

　したがって，先の質問には半減期（肝・腎機能低下による延長に注意）を調べてその 4 ～ 5 倍の時間を示せばよいことになります．

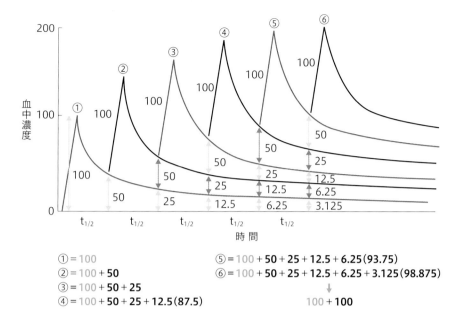

① = 100
② = 100 + 50
③ = 100 + 50 + 25
④ = 100 + 50 + 25 + 12.5 (87.5)

⑤ = 100 + 50 + 25 + 12.5 + 6.25 (93.75)
⑥ = 100 + 50 + 25 + 12.5 + 6.25 + 3.125 (98.875)
↓
100 + 100

 参考

　以上の例は，消失半減期 (半減期) ごとにくり返し投与する場合です．「投与間隔を延ばしたら
どうなる？」「投与間隔を縮めたらどうなる？」といった疑問を持つ方がいると思います．投与間
隔を延ばすと図中の②〜⑥のピーク値が下がり，縮めれば②〜⑥のピーク値は上がりますが，
いずれも定常状態に到達する時間は変わりません．

　さらに，投与間隔を半減期の4倍以上にするとどうなるでしょうか．前回投与後の血中濃度
がゼロになった後に次が投与されるので，積み重ならない「単回投与」になります (**下図**)．

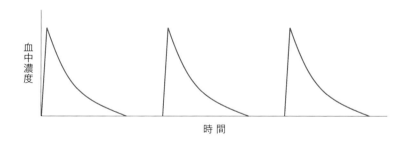

　よって，定常状態が出現するための投与間隔の条件は次のようになります．

　定常状態の出現条件 (蓄積する条件)：投与間隔 < 半減期 × 3

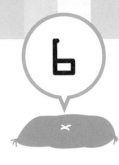

服薬を止めたら，薬はいつ頃体の中から消失するのか？

6

質問

中毒症状が出たので「長期間くり返し服用していた薬を中止しましたが，どれくらいで体の中から薬が消失しますか？」

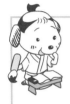

回答

消失半減期の 4 ～ 5 倍の時間が経つと，薬は体内からほとんど消失し薬効もなくなります．中毒症状の消失に要する時間は，服用中止により濃度が中毒域を下回るまでの時間になります．薬の消失半減期をもとに減衰挙動を推定し判断することができますが，中毒域での薬物動態が異なる場合 (一次ではなく 0 次反応速度) ではこの限りではありません．

　トラフ値を便宜上 100 とすると，休薬後 1 半減期で 50 に減り，以降 2 半減期で 25 となります．さらに 4 半減期経てば 6.25，5 半減期では 3.125 となり，定常状態下濃度の 5％ 程度に低下します．したがって，休薬の後，半減期の 4 ～ 5 倍の時間が経てば血中濃度は無視できるくらいに低下すると判断します．

　中毒症状を回避する濃度にいつ頃到達するか推測できるので，これ以降に症状が改善すると考えることができます．ただし，中毒域の薬物の消失挙動は治療量と異なる場合もあるので注意が必要です．消失 (代謝・排泄) 能によってもこの時間が短縮あるいは延長されるので，個々に応じた判断が必要になります．

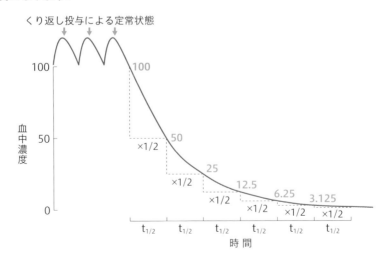

7 投与量の換算に注意が必要な場合とは？

質問

血中濃度と投与量を関係づけるときに注意することはありませんか？

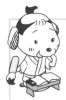

回答

血液中の薬物濃度は有効成分の濃度になります．投与薬物が塩やエステルなどを含むものは，その相当量を除いて考える必要があります．

投与量 → 有効成分量を算出 → 有効成分の濃度として評価

　投与量の換算に注意が必要な代表的な医薬品としてフェニトインの散剤とフェニトインのナトリウム塩の注射剤が挙げられます．両剤での投与量の換算の違いを**下表**に示します．

	アレビアチン®散10%	アレビアチン®注250mg	
成分・含量	1g中フェニトイン100mg	1アンプル中フェニトインをフェニトインナトリウムとして250mg	
投与量換算の違い	投与量 ＝ 成分量	投与量 ≠ 成分量 ※ナトリウム（原子量：23）を除いて換算	フェニトイン（分子量：252.27）

　注射剤フェニトインナトリウム100mg中のフェニトイン量は，次のように求めることができます．

$$100 \times \frac{252.27 \leftarrow \text{フェニトインの分子量}}{274.25 \leftarrow \text{フェニトインナトリウムの分子量}}$$

$$\fallingdotseq 92\,mg$$

　全分子量に占めるナトリウム分子量の割合は約1割と大きく，有効成分量は薬物量の約9割です．フェニトインについては経口剤と注射剤で，投与量をそれぞれ分けて考えなければなりません．

経口剤：投与量＝成分量

注射剤：投与量　フェニトインナトリウム1管 ···· 250 mg
　　　　　　↓
　　　　成分量　フェニトイン ·················· 230 mg
　　　　　　↓
　　　　フェニトイン濃度を測定

　とくにフェニトインは非線形の動態を示す薬でもあるので，両剤形間の変更時には塩換算量は特に注意が必要です．

　他にも換算が必要な代表的な薬を以下に挙げます．
- デパケン® (バルプロ酸ナトリウム) 100 mg → バルプロ酸 = 86 mg
- リーマス® (炭酸リチウム) 100 mg → リチウム = 19 mg
- シベノール® (コハク酸シベンゾリン) 100 mg → シベンゾリン = 69 mg

 参考

　薬物の総分子量のうち，活性を示す薬の割合を「塩係数」とよびます．活性型で投与された場合には，1.0となります．
　投与量が有効成分量に換算されない場合には，分布容積やクリアランスが過大評価されることになります (生体内利用率と区別：p.42,「生体内利用率」参照)
　下図の水槽モデルで説明します．

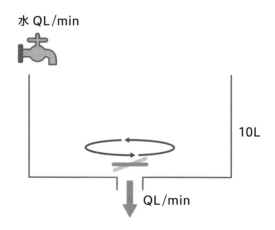

　塩8gと砂糖2gを混ぜた10gの粉末を例にすると，塩8gを有効成分（濃度測定の対象成分），砂糖2gを塩やエステル部分とみなすと理解しやすくなります．

　10g全部を水槽に入れた直後の塩分濃度は0.8g/Lになります．塩は8gなので水槽の容積は，8g÷0.8g/L＝10Lと見積もられます．一方，外見の10g全部を塩とみなすと，10g÷0.8g/L＝12.5Lと大きく見積もられます．

　次に1分おきに粉末10gを追加するような定常状態を想定して下さい．1分あたりの塩の流出量8gと追加量8gはつり合っています．ところが，10gとみなすと実際よりも多い量が消失していると判断され，その結果クリアランスも大きく見積もられることになります．

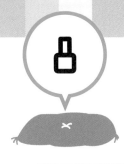

線形，非線形の薬における投与設計の留意点とは？

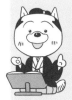

質問

線形の薬，非線形の薬とは何でしょうか？ 投与設計上，留意する点はありますか？

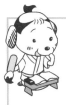

回答

定常状態下の血中濃度（トラフ値）が，投与量に比例する薬（線形）と，そうでない薬（非線形）とがあります．線形の薬では目的とする維持投与量（投与量）を血中濃度との比例関係から推定することができますが，非線形の薬では比例による投与量の変更はできません．

　線形，非線形の説明では，以下のように「投与量と血中濃度」の関係を表す図が用いられます（**図1**）．

　図1・2ともに横軸が補正投与量，縦軸がトラフ値で，「投与量とある時刻の濃度」との関係だけです．投与量を変えたときに濃度がどのように推移するのかがイメージしにくいと思います．そのために時間軸も設けた図で投与量と濃度の関係を考えると，投与量と濃度の連動といった「うごき」をみることができます．

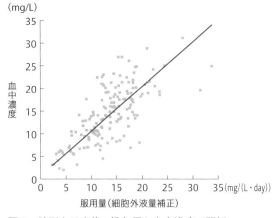

図1 線形を示す薬の投与量と血中濃度の関係
（Fukuoka N et al.：Biol.Pharm.Bull，27（12）：2000-2005，2004 より引用）

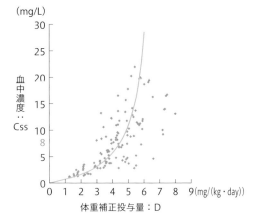

図2 非線形を示す薬の投与量と血中濃度の関係
（Fukuoka N et al.：Ther. Drug Monit，31（1）：57-62，2009 より引用）

参考

投与量を補正するときには体重や体表面積が汎用されます．血中濃度との相関は体重よりも体表面積で補正した投与量の方がよくなります．細胞外液量を用いても体表面積と同じくらいの相関になります（**図1**）．

① 線形の薬

投与量 D mg/day をくり返し投与したときのトラフ値を C mg/L とします（**図3**）．

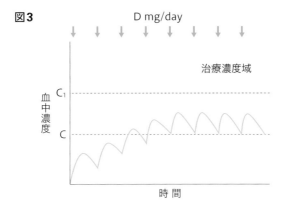

図3

D mg/day

治療濃度域

血中濃度

C_1

C

時間

トラフ値を治療濃度で中毒域に達しないような C_1 mg/L にする投与量を D_1 mg/day とします．**図1**より横軸の投与量と縦軸のトラフ値が比例するので，D_1 は次の比例式から求めることができます．

$$C : C_1 = D : D_1 \quad \text{より} \quad D_1 = D \times \frac{C_1}{C}$$

$D \times \dfrac{C_1}{C}$ mg/day に増量したとき，目標濃度 C_1 になる「うごき」を**図4**に示します．

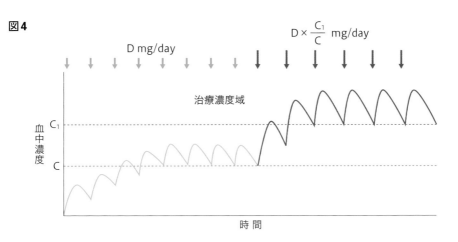

図4

D mg/day

$D \times \dfrac{C_1}{C}$ mg/day

治療濃度域

血中濃度

C_1

C

時間

図4の C と C_1 を**図1**に反映させると**図5**となります．**図4**と**図5**を併せて理解することで，線形性を投与設計に活かすことができます．

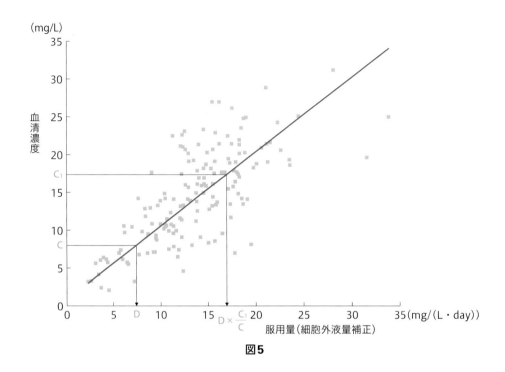

図5

② 非線形の薬

　フェニトインにみられるような非線形の動態では投与量と濃度が比例しません．ある投与量を超えると濃度が大きく上昇します．濃度 C を C_2 にするとき，線形のように下式のとおりに増量すると濃度は目標とする C_2 以上の C_3 にまで上昇します (**図6**)．

$$投与量 = D \times \frac{C_2}{C} \ mg/day$$

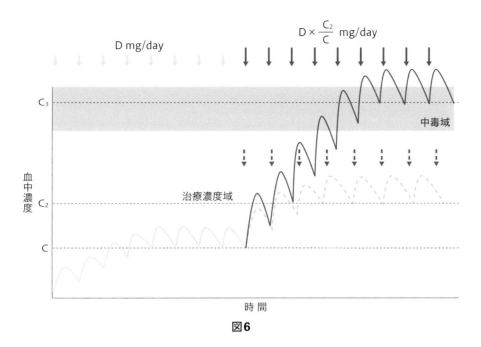

図6

フェニトインでは以下のミカエリス・メンテン式で近似され，**図7**の曲線 (2) で表されます．

$$F \times D/\tau = V_{max} \times C_{ss} / (K_m + C_{ss}) \qquad \cdots\cdots (1)$$

D：投与量 (mg/kg)，V_{max}：代謝の飽和量 (mg/(kg・hr))，C_{ss}：血中 (トラフ) 濃度 (mg/L)
K_m：ミカエリス定数 (mg/L)，F：吸収率 (0.95)，τ：投与間隔 (hr)

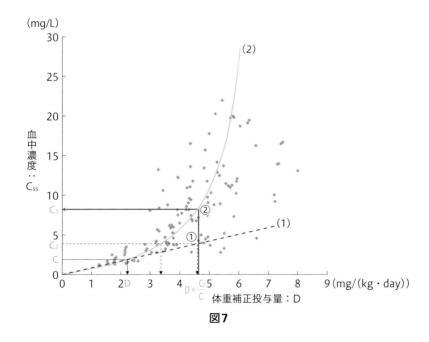

図7

図7を使って線形と非線形の動態を混同したときの濃度の違いを考えます．線形の関係では濃度 C を C_2 にするとき，縦軸 (C_{ss}) ＝ C_2 と直線 (1) の交点①から D × C_2/C に増量すればよいことになります．しかしながら，非線形の関係においては，投与量 D × C_2/C に増量したときの濃度は，横軸 (D) ＝ D × C_2/C と曲線 (2) の交点②から C_2 以上の C_3 にまで上昇することがわかります．

　以上のように**図6**と**図7**を併せて理解すれば，非線形の動態と投与設計がわかりやすくなります．

　それでは，**図6**に表すような C_2 となる投与量を求めるにはどうすればよいでしょうか．患者固有の定数である K_m と V_{max} がわかれば求まりますが，このためには2つ以上の異なる投与量における定常状態の濃度が必要です．しかしながら，投与量を変更した後に定常状態になるまで待つのは現実的ではありません．母集団薬物動態解析である投与量での濃度 C から K_m と V_{max} を推定するのが一般的な対応と思われます (詳細は専門書に譲ります)．

　ところで，フェニトイン以外にも多くの薬物が非線形の動態を示します．その1つにテルミサルタン (ミカルディス®) があります．ミカルディス® 錠の添付文書では**図8**のように記載されています．

▶「臨床用量での非線形」について

　「用量比以上の曝露 (AUC) の上昇」と「非線形性が C_{max} 付近で顕著であること」を示しています (**図8**).

　投与量を 20 mg から 40 mg へと2倍にすると，C_{max}，AUC ともに約2倍になります．ところが 40 から 80 mg にすると，C_{max} は約 4.7 倍，AUC は 2.9 倍といずれも2倍以上になります．

　投与量と AUC，C_{max} の関係をグラフに表します．40 mg 以上の投与量では，増量比以上に血中濃度が上昇する非線形性がみられます．線形であれば，点線青色 (-----) の矢印の示す関係になります (**図9，10**).

投与量	C_{max} (ng/mL)	t_{max} (h)	$AUC_{(0-24h)}$ (ng・h/mL)	$t_{1/2}$ (h)
20mg (n＝31)	33.84±17.37	6.9±6.2	424.65± 232.25	24.0±11.0
40mg (n＝29)	78.52±32.72	4.6±1.7	807.41± 334.76	20.3±12.1
80mg (n＝30)	365.81±253.08	3.6±1.2	2304.54±1522.85	20.9±10.6

(平均値±S.D.)

> また、日本人及び外国人の健康成人及び患者において、40mg以上 (カプセル剤もしくは溶液) の投与量で用量比以上の曝露の上昇がみられ、C_{max} でその傾向は顕著であることが確認されている[3]~[6]．その機序として、小腸壁での抱合能の飽和及び肝臓への分布の飽和の関与が考えられる。

図8

(ミカルディス® 錠添付文書，2020年7月改訂より一部抜粋)

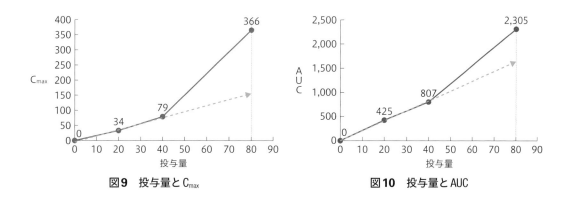

図9 投与量と C_{max}

図10 投与量と AUC

参考 ①

　血液中の薬物量が極端に増えると，肝臓での代謝，腎臓での排泄（トランスポーターを介する排泄）はいずれ飽和するので，肝代謝型，腎排泄型問わず多くの薬は非線形性を示すことになります（**図7**）．しかし，多くの薬において治療濃度＜＜K_m，治療量＜＜V_{max}と非常に小さい領域が臨床使用の対象です（**図11** ①）．したがって，非線形での近似が必要となるに至っていない治療量と濃度なので線形とみなして投与設計をすることになります．この場合，治療で使う量では一次消失として扱っても支障はありません．一方，フェニトインのように治療量とV_{max}が近い薬物（**図11** ②）では非線形の動態をあてはめる必要があります．

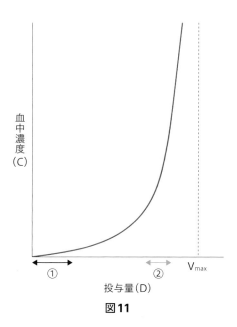

図11

ところで，非線形モデルのクリアランス（CL）は式（1）（p.111）から次のように導かれます（詳細は専門書に譲ります）〔ただし，D mg/（mg/（kg・day）），V_{max} mg/（kg・day）〕．

$$F \times D = CL \times C_{ss} = V_{max} \times C_{ss} / (K_m + C_{ss})$$

$$\therefore CL = V_{max} / (K_m + C_{ss})$$

　CLは病院患者群（**p.108，図2**）の平均値$V_{max} = 6.9$，K_{m2} 4.2を用いると，式（2）として表されます〔日本人の標準値：$V_{max} = 6 \sim 7$ mg/（kg・day），$K_m = 3 \sim 4$ mg/L〕．

$$CL \ (L/(kg \cdot day)) = \frac{V_{max}}{K_m + C_{ss}} = \frac{6.9}{4.2 + C_{ss}} \qquad \cdots\cdots (2)$$

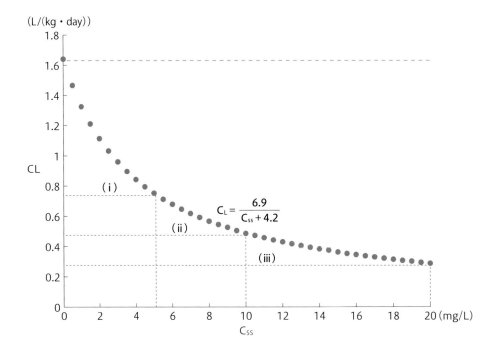

　CLは$C_{ss} = 0$のとき1.6 L/（kg・day）ですが，C_{ss}の増加とともに減少します．4 mg/L（＝K_m）では0.84と約半分になり，8.0 mg/L（＝$K_m \times 2$）ではさらに小さく0.57と約3分の1になります．一方，一次消失のCLは血中濃度によらず一定値（1.6 L/（day・kg））：青色破線（----）ですが，非線形ではC_{ss}が増加するほどCLは小さくなるので，増量分が同じでも血中濃度が高ければ高いほど，血中濃度はより高く上昇することになります．

　水槽モデルでは，血中濃度が高くなるほど槽内の水の入れ替わりが滞るイメージになります〔グラフ中の（ⅰ）～（ⅲ）のイメージを水槽モデルで表すと，次ページ図（ⅰ）～（ⅲ）となります〕．

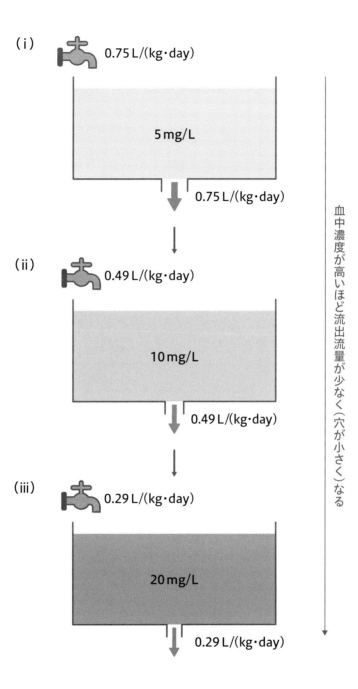

（ i ）

0.75 L/(kg·day)

5 mg/L

0.75 L/(kg·day)

（ ii ）

0.49 L/(kg·day)

10 mg/L

0.49 L/(kg·day)

（ iii ）

0.29 L/(kg·day)

20 mg/L

0.29 L/(kg·day)

血中濃度が高いほど流出流量が少なく（穴が小さく）なる

初回量（負荷量）と維持量を区別する薬とは？

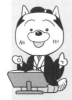

質問

ほとんどの薬は初回から維持量を投与します．なぜ，維持量とは別に初回量を投与しなければならない薬があるのでしょうか？

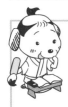

回答

初回から継続して維持量を投与すると，定常濃度に達するまでに時間がかかり，望むような治療ができない薬があります．このような薬では，速やかに血中濃度を治療域に到達させる目的で初回量（負荷量）を投与することがあります．これにより治療の効率化を図ります．

下図のような水槽に，1時間おきにメダカを100匹ずつくり返し入れることをイメージしてください．本来の一次消失過程（$e^{-0.6t}$）を想定します．

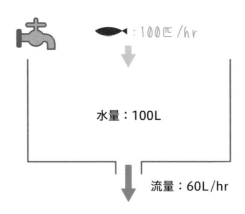

このときの水槽内におけるメダカ数の変動は**下表**および**下図**のようになります.

時間(hr)	最初の数(匹)	残数(匹)	減少数(匹)	追加の数(匹)
0〜1	100	55	45	—
1〜2	155	85	70	100
2〜3	185	102	83	100
3〜4	202	111	91	100
4〜5	211	116	95	100
5〜6	216	119	97	100
6〜7	219	120	98	100
7〜8	220	121	99	100
8〜9	221	122	100	100
9〜10	222	122	100	100
10〜11	222	122	100	100
…	…	…	…	100

（いずれも整数表示）

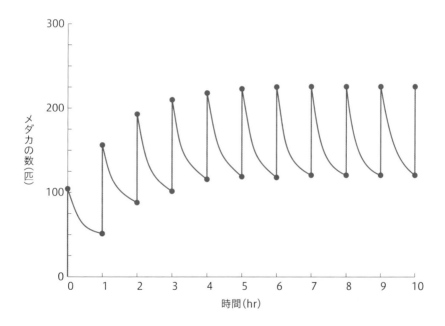

1時間おきに100匹ずつをくり返し入れていくと，いずれ最多：222匹，最少：122匹の間で増減をくり返す状態，減る数＝入れる数 ＝ 100匹になります.

それでは，はじめに 222 匹入れておき，1 時間おきに 100 匹入れるとどのようになるでしょうか．**下図**のように，初めから 222 匹と 122 匹の間で増減する状態をくり返します．

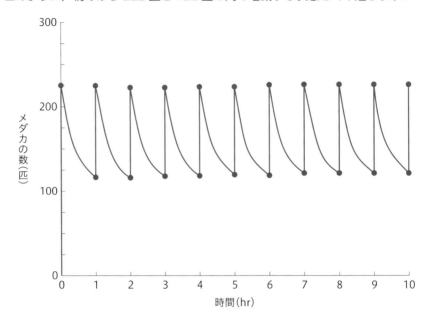

　メダカを薬とみなすと，初めの数 222 匹が負荷投与量，1 時間おきに追加する数 100 匹が維持投与速度に相当します．

　　初めの数 (222 匹)　　　　　　　　＝ 負荷投与量
　　1 時間おきに追加する数 (100 匹) ＝ 維持投与量

　負荷投与とは「目標とする血中濃度での定常状態を速やかに実現させるための投薬」で，その量が初回負荷投与量 (initial loading dose) です．負荷投与量の単位が「重さ」であるのに対し，維持投与速度は「重さ／時間」(時間あたりの重さ) で表されます．

　いずれの薬においても負荷投与量を投与すれば，しないときに比べ速やかに目標濃度に達します．したがって，速やかに効果を発揮させるためにも維持投与とは別に負荷投与量を用いるべきです．しかしながら，初回から維持量をくり返し投与しても定常状態に到達する時間が臨床的に問題にならない薬も多く，その場合は，負荷投与は行われません．負荷投与が必要かどうかは消失半減期の長短で推測することができます．長い薬では必要ですが，短い薬では不要とみなすことができます．

　次の模擬患者で，負荷投与の有無による濃度推移曲線を示します (以降のグラフは EasyTDM® にて作成)．

　　50 歳，男性患者，168 cm，65 kg，血清クレアチニン濃度：0.7 mg/dL
　　血清アルブミン濃度：4.0 g/dL

　負荷投与が必要な薬の代表として，テイコプラニンを挙げます．

▶初回から 1 日 1 回 400 mg を 1 時間で投与するとき

トラフ値の上昇は緩やかで定常状態の濃度に達するのに 7 日間ほどかかります.

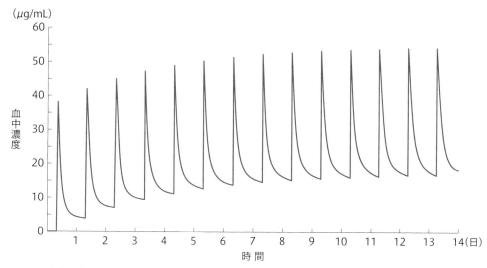

治療濃度域：トラフ値として 15 ～ 30 mg/L（水色の範囲）

▶負荷投与後，維持量をくり返すとき

　初日と 2 日目は 1 日 2 回 400 mg を 1 時間で投与し，3 日目以降は 1 日 1 回 400 mg を 1 時間で投与すると，投与開始後，トラフ値は速やかに上昇し，2 日間で定常状態の濃度に到達します.

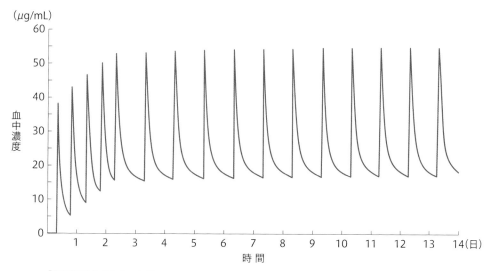

【参考】動態パラメータ値
　　　　中心コンパートメントの容積（V_1）：9.04（L），CL：0.011（L/hr/kg），
　　　　k_{12}：0.24（/hr），k_{21}：0.05（/hr）（k_{12}，k_{21}：コンパートメント間の速度定数）
　　　　消失相の半減期（$t_{1/2\,\beta}$）：62.7（hr）

負荷投与をあまり必要とせず，初回から維持量をくり返し投与する薬の代表として，バンコマイシンを挙げます（重篤な感染症の場合には負荷投与を考慮することもあります．詳細は専門書に譲ります）．

初回から1回1,000mgを1時間，1日2回で連日投与すると**下図**のような濃度推移を示します．投与後，トラフ値は速やかに上昇し，おおむね2日間以内に定常状態に達していることがわかります．

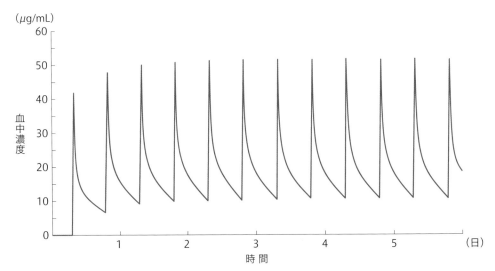

治療濃度域：トラフ値として10～20mg/L（水色の範囲）

【参考】薬物動態パラメータ値
　　　　V_1：13.5 (L)，　CL：0.066 (L/hr/kg)
　　　　k_{12}：1.12 (/hr)，　k_{21}：0.48 (/hr)
　　　　$t_{1/2\,\beta}$：8.3 (hr)

10 クリアランスが維持投与速度の目安になる理由は？

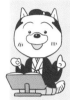

質問
クリアランスは単位時間あたりの容積として表されるけど，なぜ投与量の目安になるの？

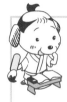

回答

維持投与速度は，定常状態における一定時間（投与間隔）ごとに投薬する量になります．このとき，投与間隔ごとに消失する薬物量に見合う量を補えば，元の薬物濃度を維持できます．

維持投与速度は，投与間隔内の平均濃度とクリアランスの積で求めることができます．

臨床的な解釈をイメージするために

　水槽には 10L の水があり，蛇口から水が 2L/min で流入するとともに下の穴から水 2L/min が流出しています．水の流入・流出が同時に起こることで容量は一定に保たれています．また水は常に撹拌されているものとします（**図1**）．

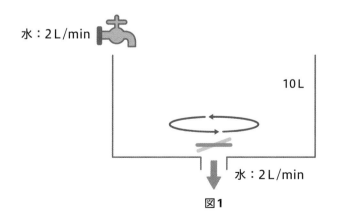

図1

① 持続的に塩を入れて同じ濃度を維持するとき

　塩分濃度 1g/L になるよう，はじめに水槽 (**図1**) へ塩 10g を一度に入れます．そして，このあと 1g/L の塩分濃度を維持することを考えます．

　水槽内の濃度を 1g/L で維持する場合，穴からは常に 1g/L の塩水が流出します．このとき，流出する塩の速さ (速度) は次式で求められます．

　　塩分濃度 (1g/L) × 流出流量 (2L/min) = 2g/min　　　　　　　　　　　　　…… (1)

　したがって，このモデルにおいて 1g/L の塩分濃度を維持するには，毎分流出する塩 2g と同じ量を均等かつ持続的に入れればよいことになります (**図2**)．

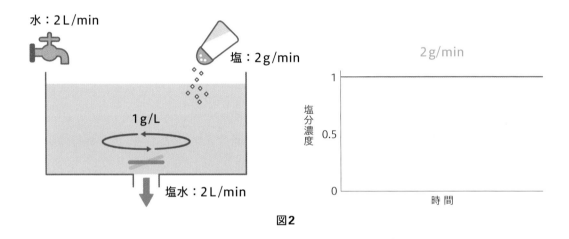

図2

　このモデルは点滴静注の定常状態を表わすので，濃度は変動せず常に一定です．この濃度を目標濃度とみなします．流出流量がクリアランス (CL) なので (p.15，「クリアランス」参照)，式 (1) は「目標濃度 × CL = 点滴速度」と表すことができます (p.56，『定常状態における「平均濃度」の考え方』参照)．

② 一定時間ごとに塩を入れて，同じ濃度推移を維持するとき ——平均濃度を用いる場合

　塩分濃度 1g/L になるよう，はじめに水槽 (**図1**) へ塩 10g を一度に入れます．この後，濃度は下がるので，再び 1g/L に戻すことを考えます．このとき水槽内の塩の量は**図3** のように減衰します (p.24，「消失速度定数」参照)．周期を 2 分間として，2 分おきに同じ濃度 (1g/L) に戻すために追加する塩の量について考えてみましょう．

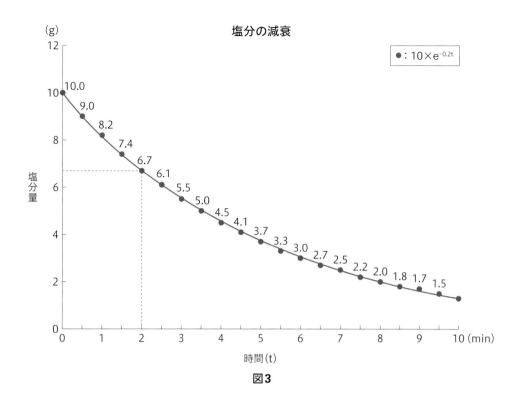

図3

2分間で水槽中の塩の量は10gから6.7gに減っています．塩3.3gが流出したことになります．したがって，流出する塩3.3gと同じ量を2分おきに追加すると，塩分濃度は最高が1g/Lで最低が0.67g/Lの状態を周期的にくり返します（**図4**）．

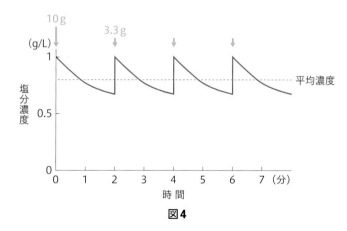

図4

ところで，減った塩の量は2分間で3.3gが流出するということを知らなくても，流出した塩水を2分間溜めておけばわかります．2分間に流出する容積は，2L/min × 2min = 4Lであり，塩水の濃度がわかれば含まれる（水槽から流出した）塩の量が求まります．この場合，3.3gの塩が含まれるので濃度は0.825g/Lになります（**図5**）．逆にこの0.825g/Lを用いれば，4Lをかけることで2分間に流出した塩の量3.3gを求めることができます．

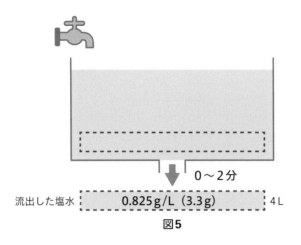

図5

塩水の濃度が，2分間に 1.0g/L から 0.67g/L に減少しながら流出したとき（**図6** ①）と，濃度 0.825g/L で流出し続けたとき（**図6** ②）の塩の量は同じです．このときの一定濃度 0.825g/L が投与間隔内における平均濃度です（p.56，『定常状態における「平均濃度」とは？』参照）．

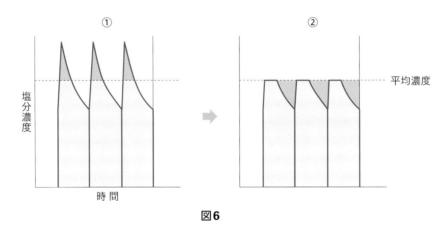

図6

投与間隔内で常に変動する濃度を投与間隔内における一定濃度（平均濃度）にすること（p.56，『定常状態における「平均濃度」とは？』参照）で，濃度が変化している状態を点滴静注における一定濃度の状態（**図2** 参照）に置き換えて考えることができます（**図6**）．

平均濃度がわかっていれば，2分間に水槽から流出する塩の量は式（2）として表すことができます．

塩分の平均濃度（0.825g/L）× 流出流量（2L/min）× 2min = 3.3g　　　　　　……（2）

流出流量が CL なので，式（2）は平均濃度 × CL × 投与間隔 = 維持投与量と考えることができます．これはくり返し投与における投与間隔内の維持投与量を求める式であり，平均濃度が決まれば維持投与量を求めることができます．

本項では2分間隔の塩の追加（投薬に相当）を想定していますが，実際の投薬のように1時間あるいは1日単位で考えても同じことがいえます．

③ 一定時間ごとに塩を入れて，同じ濃度推移を維持するとき ──トラフ値を用いる場合

実際のくり返し投与において定常状態の平均濃度 $C_{ss(ave)}$ を測ることはほとんどなく，多くの場合でトラフ値を測ります．$C_{ss(ave)}$ の代わりにトラフ値を用いることができれば臨床上有用ですが，トラフ値と $C_{ss(ave)}$ が乖離する薬には不向きです．

トラフ値は定常状態における投与の直前値であり，$C_{ss(ave)}$ より必ず低くなります．薬物①と②のトラフ値を比べると，①の方が $C_{ss(ave)}$ により近く，②よりも適した薬ということになります．消失半減期が投与間隔に比べて長い薬ほど，トラフ値は $C_{ss(ave)}$ に近くなります（**図7**）．このような条件に沿う薬のジゴキシンでは，$C_{ss(ave)}$ の代わりにトラフ値を使って維持投与量を求めることがあります（**図7**）．

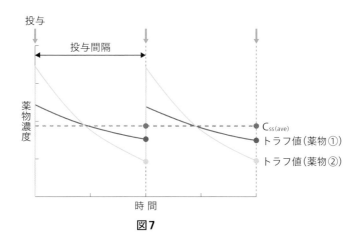

図7

 解釈における工夫

持続的あるいは間欠的に追加する塩の量は，定常状態の目標濃度を維持するための「維持量」として薬でも同様に考えることができます．

持続的に投与する点滴静注では「目標濃度 × CL ＝ 維持投与速度（点滴速度）」となります．一方，くり返し投与する経口剤では投与間隔内（1周期分）の平均濃度 $C_{ss(ave)}$ がわかれば，「$C_{ss(ave)}$ × CL × 投与間隔 ＝ 維持投与量」になります．$C_{ss(ave)}$ の代わりにトラフ値を使う薬もあります．

このような理由から，CL は維持投与量（速度）を決める目安になります．

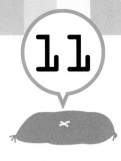

11 クレアチニンクリアランスの計算式の活用方法は？

質問

クレアチニンクリアランス (CLcr) の計算式の見かたと投与設計での活用方法について教えてください.

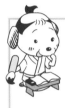

回答

CLcr の計算式は 24 時間の蓄尿から求める式と比べるとわかりやすくなります. また, 腎排泄される薬の投与量を CLcr から定量的に求めることもできます.

 ## クレアチニンのうごき

　クレアチニン (Cr) は筋肉の代謝産物で血中に放出された後, ほぼすべて腎糸球体からろ過 (と尿細管からの分泌) されて消失します. 1 日あたりの生成量と消失量が等しく, 血液中の Cr 濃度 (Scr) は定常状態です. このうごきは「くすり」を点滴静注したときの定常状態と同じ (p.29,「定常状態」参照) なので,「腎臓から排泄される Cr というくすり」の点滴静注をイメージすれば, CLcr についてわかりやすくなります.

　体の中の Cr の生成速度は一定なので, CLcr が低下したときには Scr が上昇した定常状態になります. **下図**①が正常な CLcr とすると, ②は CLcr が半分に低下し Scr が 2 倍に高くなった状態のイメージです.

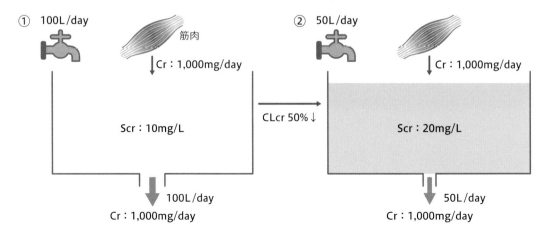

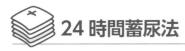

24時間蓄尿法

CLcrはScr（採血）と24時間の尿（蓄尿）で調べます．CLcr，Scrと蓄尿との関係を**下図**に示します．

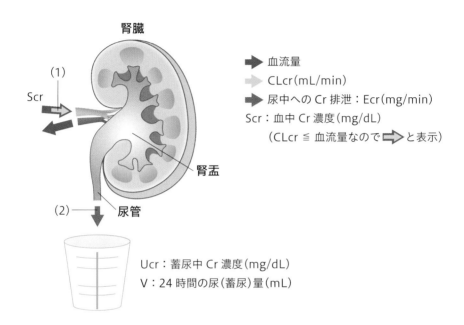

血流量
CLcr(mL/min)
尿中へのCr排泄：Ecr(mg/min)
Scr：血中Cr濃度(mg/dL)
　（CLcr ≦ 血流量なので ⟹ と表示）

腎臓
(1)
Scr
腎盂
(2) — 尿管

Ucr：蓄尿中Cr濃度(mg/dL)
V：24時間の尿（蓄尿）量(mL)

Scrは定常状態なので，消失臓器（腎臓）における1日あたりのCrの収支は次のようになります．

流入（供給）量：CLcr × Scr × 60 × 24 (mg) …… (1)

流出（排泄）量：Ucr × V = Ecr (mg) …… (2)

定常状態なので，(1) = (2) より

$$CLcr \times Scr \times 60 \times 24 = Ecr$$

$$CLcr = \frac{Ecr}{Scr \times 1440} = \frac{Ecr \times 1/20}{Scr \times 72} \qquad \cdots\cdots (3)$$

Cockcroft-Gault の計算 (推定) 式

24 時間蓄尿法は時間と手間がかかることに加え，感染対策の点からも行われないことがあります．臨床では CLcr の推定式 (4) が汎用されます．

$$CLcr = \frac{(140 - 年齢) \times 体重}{Scr \times 72} \quad (女性：\times 0.85) \qquad\qquad \cdots\cdots (4)$$

蓄尿から CLcr を求める式 (3) と推定式 (4) を比べると，下式より尿中に排泄される 1 日 Cr 量 (Ecr) が「140 − 年齢」，あるいは「体重」に比例することがわかります．その結果，CLcr は，「若い人ほど」，「体重 (腎重量) が重いほど」大きい値になるとも解釈できます．

$$CLcr = \frac{Ecr \times 1/20}{Scr \times 72} = \frac{(140 - 年齢) \times 体重}{Scr \times 72}$$

 ## CLcr による投与設計

主に腎臓から排泄される薬では，CLcr から維持投薬量を定量的に求めることができます．バンコマイシンの CL が CLcr にほぼ等しく，リチウムの CL は CLcr の約 25％になるので，患者の CLcr がわかれば維持投与量を個別化することができます[1]．

同時に水が出入りする下図のような水槽をイメージします．流出する流量が CLcr に比例するとみなします．流出流量に濃度をかけると時間あたりに消失する量がわかるので，これに見合う量を追加すれば定常状態を維持することができます．

リチウム (Li) では下図のような水槽になります (水槽の容積は関係ありません)．

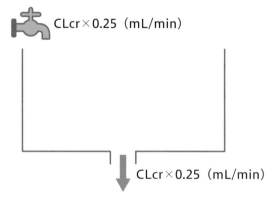

CLcr×0.25 (mL/min)

CLcr×0.25 (mL/min)

(CLcr が 80 mL/min であれば，流入・流出流量はいずれも 20 mL/min (80 mL/min×0.25)になります．)

次のような患者を想定します.

50歳女性, 体重45kg, 血清クレアチニン値0.8mg/dL

CLcrは, 計算式より以下のとおり推定されます.

$$CLcr = (140 - 50) \times \frac{45}{0.8 \times 72} \times 0.85 = 60\,mL/min$$

トラフ値が0.5mEq/Lになるような1日の維持投与量について考えます.

①リチウムのクリアランス(CL_{Li})がCLcrの0.25倍だから,

$$CL_{Li} = 60 \times 0.25 = 15\,mL/min = 21.6\,L/day$$

②0.5mEq/L (3.5mg/L) を定常状態の平均濃度($C_{ss\,(ave)}$) とみなすと, 1日量 D_{Li} は次の式から求められます(Liの原子量:6.9, バイオアベイラビリティ1.0).

$$D_{Li} = C_{ss\,(ave)} \times CL_{Li} \times 1day = 3.5\,mg/L \times 21.6\,L = 75.6\,mg$$

③リーマス® (炭酸リチウム Li_2CO_3:分子量73.9) は13.9/73.9のLiを含むから, 炭酸リチウムに換算すると (p.105, 「投与量の換算に注意が必要な場合とは?」参照), 以下の量になります.

$$75.6 \times \frac{73.9}{13.9} = 402 ≒ 400\,mg$$

　この患者に炭酸リチウム400mgを朝1回, 朝夕2回, 朝夕就寝前3回 (200, 100, 100mg) に服用したときの日内変動を**下図**に示します (色アミ部分:治療濃度). 同じ1日量に対して用法が違うときのトラフ値を示します.

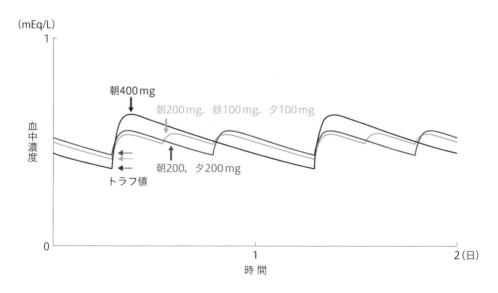

以上より，CLcr：Q mL/min のとき，目標トラフ値：C mEq/L となるような維持投与量を推定する式を考えます.

min から day，mEq/L から mg/L へ単位をそろえると，CLcr = 1.44 × Q L/day，C_{Li} = 7 × C mg/L となります.

CL_{Li} は CLcr の 25% だから，CL_{Li} = CLcr × 0.25 = 0.36 × Q L/day となり，炭酸リチウム（リーマス®）の 1 日量 D_{Li} は次のように推定できます.

$$D_{Li} = C_{ss\,(ave)} \times CL_{Li} \times \frac{73.9}{13.9} \times 1day = 7C \times 0.36Q \times \frac{73.9}{13.9C} \times 1day = 13.4 \times C \times Q\,(mg) \quad \cdots\cdots (5)$$

この式の利点は次のとおりです. ただし，利尿薬や非ステロイド性消炎鎮痛薬など CL_{Li} に影響する薬を併用するときは使うことができません. また，推定式だけに頼るのではなく，血中濃度測定による適正な管理が必要なことは言うまでもありません.

- 体重補正の投与量よりも理に適う望ましい投与設計ができる.
- 投与している量から濃度を推定できる.
- 目標濃度になるような投与量を推定できる.

 参考

本項では，なるべく簡便な式で求められる 1 日投与量について検討しています. そして，その量を分服することを想定しています. 同じ量を分服してもトラフ値が大きく違うことはないようですが，上記のケースより推定した式(5)は投与間隔 τ (hr) も考慮した方がよいかもしれません.

$$D_{Li}/\tau = 0.6 \times C \times Q\,(mg/hr)$$

しかしながら，現実的な対応を考えると用量調整は錠剤の 100 mg 単位で行われます. トラフ値は同じ 1 日量を分服したときの違いよりも 100 mg 単位の調整による違いの方が大きく，より簡便な 1 日量の式を取り上げても不都合はないと思われます.

引用文献

1) Yoshida K, Fukuoka N, et al：Pharmacopsychiatry, 51：82-88, 2018.

第 4 章

ケーススタディ 推論する 「くすりのうごき」

　薬の血中濃度は投与間隔内で幅広く変動するため，多くの場合，投与直前に採血しトラフ値を測るのが望ましいとされています．本章では，あらためて「トラフ値を測ること」について，実症例をみながら現実的な点から眺めてみましょう．

　トラフ値を測るために外来受診前の服薬をせず，来院することがあります．たとえばジゴキシンなどの薬ですが，その一方で消失半減期が短い薬ではこのような目的のために休薬することはできません．特に抗けいれん薬ではけいれんが発現することも懸念されるので，服用後の任意時刻における濃度からトラフ値を推定することが求められます．

　また，ほとんどの採血時期は「定常状態下」の「投与直前」が望ましいとされていますが，これは医療者側の要求です．これにこだわることで，好ましくない状態が生じることも予想されます．「くり返し投与した後の定常状態で濃度を測ったら中毒だった」では困ります．測って確認することも大事ですが，安全管理の点からも投与前におおよその血中濃度を予測し，過量投与を防ぐことが重要です．設備や人員などの制限もあり，濃度を測れる環境にないことも多いと思います．それに対して，予測による安全管理は薬物動態の知識があればできます．

　なお，本章では，フェニトインのようにすでに臨床的には有用性が低くなっている投与例も取り上げます．しかし，いずれの薬も血中濃度推移の特徴を捉えるには適していることから，過去に筆者が経験した投与例を振り返り紹介します．

非トラフ値からトラフ値の推定──バルプロ酸

▶バルプロ酸の薬剤情報

- 大半が肝臓で代謝.
- 非線形の薬物動態 (タンパク結合の飽和) (p.135,「参考」参照).
- バイオアベイラビリティは約 100 %.

症例

次のような患児を想定しましょう.

- 患児は 3 歳男児,体重 14 kg.
- デパケン® (バルプロ酸) シロップ 300 mg/day が投与され,定常状態到達後にあらためて投与設計をすることとした.
- 医師は添付文書情報をもとに目標濃度 60 mg/L となる 1 日量を設定した (初診 7 日後,依頼時に確認).

▶経 過

- 初診時:デパケン® シロップ 300 mg 分 3 (8・16・21 時) にて開始
- 処方理由:維持量＝目標濃度×クリアランス (CL)

$$= 60 \, mg/L \times 4.37 \sim 6.05 \, L/day \, ^*$$

$$\fallingdotseq 262 \sim 363 \, mg/day$$

$$\therefore \, 300 \, mg/day \, の維持量を処方$$

*てんかん患児のクリアランス (単剤):13 〜 18 mL/ (hr・kg) (添付文書より)

13 〜 18 mL/ (hr・kg) × 14 kg × 24 hr × 10^{-3} ≒ 4.37 〜 6.05 l /day

---

16.1.2 クリアランス

バルプロ酸の吸収率を100%と仮定したとき、全身クリアランスは外国人健康成人(16〜60歳)で6〜8mL/h/kg、外国人小児てんかん患者(3〜16歳)で13〜18mL/h/kgとの報告がある。

(デパケン® シロップ5%添付文書,2020年12月改訂(第1版)
より一部転載)

▶1 週間後の外来受診時

- 医師の指示：早朝トラフ値が 60 mg/L 程度必要 (有効血中濃度：40 ～ 120 mg/L).
  大きく違えば適正量の提示を希望.
- 採血測定：時間 13 時 30 分，血中濃度 56.1 mg/L.

① 母集団薬物動態解析

▶母集団パラメータ

- 分布容積 (Vd)：0.254 L/kg，消失速度定数 (ke)：0.0659/hr (生体内利用率：1.0)

▶患者パラメータ推定値

- Vd：0.213 L/kg，ke：0.0599/hr (クリアランス：0.0128 L/ (kg・hr))

▶トラフ値の推定

- 服用前 (8 時) の濃度は 45 mg/L と推定 (**下図**).

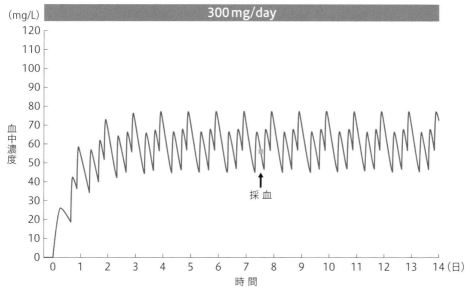

〔動態解析ソフトウェア Easy TDM (香川県病院薬剤師会)により作成〕

▶パラメータの推定値

- 分布容積：0.213 L/kg，CL：0.0128 L/ (hr・kg)

▶目標濃度 60 mg/L への増量

- 目標の 60 mg/L はタンパク結合の飽和による影響が小さい濃度なので線形による推定

  $45 mg/L : 60 mg/L = 300 mg/day : X mg/day$

  ∴　$X \fallingdotseq 400 mg/day$

- 400 mg/day に増量することを提案 (**次ページ図**).
- 増量後，血中濃度を確認する測定を依頼.

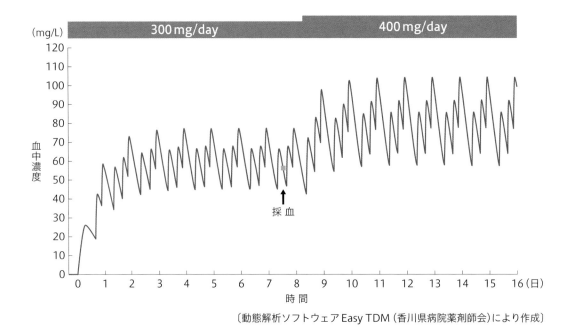

〔動態解析ソフトウェア Easy TDM (香川県病院薬剤師会)により作成〕

② 現実的な問題と対応

以下のような理由で，トラフ以外の血中濃度からトラフ値を推定することがあります．

- 採血回数は少ない方が望ましい (特に小児には負担が大きく無用の採血を避ける)．
- 必ずしもトラフ値の時点で採血することができない．

このことは「母集団薬物動態解析」によって対応することができます．

多くの外注測定の結果は翌日以降にわかりますが，事前にその旨を医師に伝えておけば，後日患者に電話などで用量を変更することができます．また，血中濃度の推移を図示すると医師や患者 (患児保護者) の理解も深まります．基本的な投与設計例で簡単に行えますが，臨床的に有用であると考えます．

参考

　投与量が変わっても，吸収・分布・代謝・排泄のパラメータに変化がなく，投与量と血中濃度が比例する場合を「線形薬物動態（体内動態が線形性）」と言い，一方，体内動態が投与量や血中濃度に依存して変化する場合を「非線形薬物動態」と言います．

　バルプロ酸はタンパク結合率が高く（90％），分布における非線形が認められます．総濃度の増加とともにタンパク結合が飽和し，遊離形濃度の比率が増加します（線形では総濃度と遊離型濃度の比率は一定）．血中濃度が高くなると分布容積（クリアランス）が増大する結果，投与量に比例せずに血中濃度が低くなる頭打ちの現象が起こります（詳細は専門書に譲ります）．この現象は血中濃度が80mg/Lを超えたあたりから認められます[1]．フェニトインのように消失における非線形の体内動態とは全く逆の挙動になります．（**下図参照**）

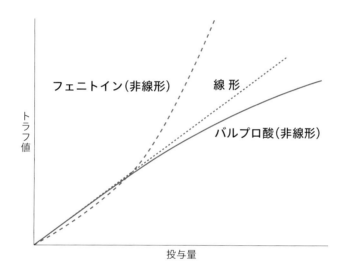

引用文献

1) Fukuoka N, et al：Jpn J Hosp Pharm. 24 (6)：652-660, 1998

2 定常状態を想定して行う 投与設計—ジゴキシン

　個別のクリアランス (CL) がわかれば，投与量からトラフ値を推定することができます．ジゴキシンは主に腎臓から排泄されるので，CL はクレアチニンクリアランス (CLcr) から定量的に推定することができます．ジゴキシンが投与され，血中濃度測定で過量が判明し，減量した患者で考えていきましょう．

▶ジゴキシンの薬剤情報

- 未変化体として腎から排泄される割合が高く，吸収量の薬 30 % が代謝される．
- CLcr から，おおよその腎クリアランスを推定することが可能．
- 線形薬物動態を示す．
- バイオアベイラビリティは錠剤，散剤ともに約 70 %．
- 治療濃度域：0.5 〜 1.5 μg/L，中毒濃度域：2.0 μg/L 以上．

症 例

次のような患者を想定しましょう．

- 82 歳男性，体重 55.1 kg，血清クレアチニン値 (Scr)：1.77 mg/dL．
- 20 年近く前に急性心筋梗塞で近医にてバルーン拡張術施行後，内服加療中．

▶経 過

day0　冠動脈バイパス術などの施行後に夜間の発作性心房細動が出現．

day7　ジゴキシン錠 250 μg/day，カルベジロール錠 0.625 mg/day 服用開始

day19　ジゴキシントラフ値 2.3 ng/mL (μg/L)．高値のため，今後の投与計画について検討．

① 母集団薬物動態解析

1 点の測定値と 1- コンパートメントモデルによる患者推定パラメータです．

分布容積：199.5 L，CL：1.69 L/hr

▶トラフ値の推定

250 μg/day を服用し続けると，約 5.6 μg/L の中毒濃度になります (**次ページ上図**)．

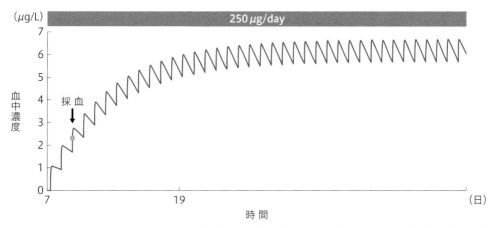

〔動態解析ソフトウェアEasy TDM（香川県病院薬剤師会）により作図〕

▶目標トラフ値と減量

　トラフ値が0.8μg/Lに低下する投与量をD'（μg/day）とすると，線形の薬物動態より，トラフ値と投与量に比例関係が成り立ちます．

$$250\,μg/day : D' = 5.6\,μg/L : 0.8\,μg/L$$
$$D' = 200 ÷ 5.6$$
$$≒ 40\,μg/day$$

▶休薬後に減量したときの血中濃度推移

　4日間休薬することで血中濃度は目標近くまで減少しました．それ以降，40μg/dayでほぼ目標とする血中濃度を推移すると推測されます（**下図**）．

　減量後，あらためてトラフ値を確認することで投与設計を終えます．

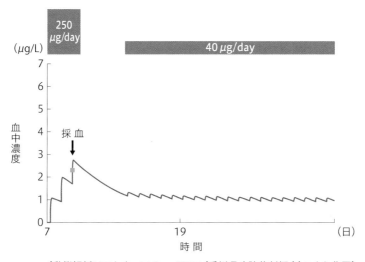

〔動態解析ソフトウェアEasy TDM（香川県病院薬剤師会）により作図〕

② 事前の対応（安全管理）

　投与前に患者のクリアランスを推定することができます．したがって，クリアランスと目標血中濃度をもとに投与量を推測することで過量投与を防ぐ安全管理になります．

　ジゴキシンの全身クリアランス（CL_{total}）は，代謝クリアランス（0.33 × 体重）と CLcr の和で推定されます．

　　CL_{total} (mL/min) = 0.33 × 体重 + 0.9 × CLcr　　　　　　　　　　　　　　　…… (1)

　CLcr は，Scr1.77mg/dL より次のように推定されます．

　　(140 − 82) × 55.1 ÷ (1.77 × 72) = 26.6 (mL/min)

　式 (1) に代入すると，

　　CL_{total} = 0.33 × 55.1 + 0.9 × 26.6 = 42.1mL/min = 60.6L/day

　目標トラフ値 0.8μg/L（平均濃度とみなす）に対する投与量を $D_{0.8}$（μg/day）とすると，次のように求められます．

　　$D_{0.8}$ = 0.8 × 60.6 = 48 ≒ 50μg/day

　以上より，本患者に 250μg/day の投与量は明らかに過量であることがわかります．次に体重 60kg，CLcr = 90mL/min の標準的な患者について考えてみましょう．式 (1) より，CL_{total} は次のように推定されます．

　　CL_{total} = 0.33 × 60 + 0.9 × 90 = 19.8 + 81 ≒ 100mL/min = 144L/day

　0.25mg/day のトラフ値 (C) は次のように推測できます．

　　C = 250μg/day × 0.7 ÷ 144L/day ≒ 1.22μg/L

　正常な腎機能では，維持量 250μg/day によるトラフ値は 1.5 〜 2.0μg/L です．血中濃度を測るまでもなく事前にクリアランスを推定することで目標血中濃度を得るような投与量を提案することができます．
　一方，添付文書には腎機能や体格によらず，維持量：250 〜 500μg/day と記載されています．しかしながら，腎機能が健常でも 250μg/day では過量になる恐れがあります．

3 投与設計に及ぼす体重変動の影響—フェニトイン

　成人患者の投与量を体重あたりの量 (体重補正投与量) から決める薬では，体重の変動時に投与量を見直す必要があります．変動の程度にもよりますが，ほとんどの薬で気に留められていないように思われます．

　フェニトイン (PHT) はこのような対応を必要とする薬と言えます．体重の増減で血中濃度は大きく変動します．「投与量を少し増やすだけで血中濃度が大幅に上がる」ことに目が向けられますが，「体重が減少することでこれまでの投与量が過量になる」例を，筆者はしばしば経験しました．

症例

　患者は 37 歳男性，体重 60 kg で症候性部分てんかんのため PHT (アレビアチン® 散) 200 mg/day を朝服用しており，外来での血中濃度は 15 mg/L で良好な効果が認められていました．ところが，体重がこの 2 ～ 3 週間に 5 kg 減少し，患者は微弱ながら副作用と思われる症状を訴えました．PHT の血中濃度が 19.0 mg/L であったことから，もとの血中濃度に戻るよう投与量を検討することになりました．まず，測定された血中濃度は定常状態のものかどうかはわからないので，コントロール良好時の体重 60 kg，200 mg/day，血中濃度 15.0 mg/L によって検討しました．

　定常状態における PHT の血中濃度と投与量の関係はミカエリス・メンテン式〔式 (1)〕で近似され，代謝の飽和量 (V_{max}) とミカエリス定数 (K_m) が患者固有の定数になります．

$$F \times D = V_{max} \times C_{ss} / (K_m + C_{ss})$$ 　　　　　　……(1)

D：1 日量 (mg/ (kg・day))，V_{max}：代謝の飽和量 (mg/ (kg・day))
C_{ss}：トラフ値 (mg/L)，K_m：ミカエリス定数 (mg/L)
F：吸収率 (0.95)

　ベイジアン法 (初期値：V_{max} = 6.26，K_m = 2.98) から，V_{max} = 4.17 と K_m = 4.7 が推定されました．

　この値を式 (1) に代入して，体重補正投与量を算出します．

　　$F \times D = 4.17 \times 15 \div (4.7 + 15) = 3.18$ (mg/ (kg・day))

　この体重補正投与量に体重 55 kg をかけて，新たな 1 日量を求めます．

　　$D = (3.18 \times 55 kg) \div 0.95 = 184$ (mg/day)

このあと，投与量を 185 mg/day に減量することで症状は消失しました．次回の受診で血中濃度が 14.3 mg/L であることを確認し，投与設計を終えました．

本症例の場合，体重が 5 kg 減少したにもかかわらず，同量の 1 日量が投与されていたので，体重補正量は 3.18 (mg/(kg・day)) から 3.45 (mg/(kg・day)) に増加したことになります．19.0 mg/L は定常状態到達前の血中濃度であることから，定常状態に達すれば，式 (1) より下記の血中濃度になると予測されます (**下図**)．

$$200 \div 55 \times 0.95\ (= 3.45) = 4.17 \times C_{ss} / (4.7 + C_{ss})$$
$$C_{ss} = 22.5\,\text{mg/L}$$

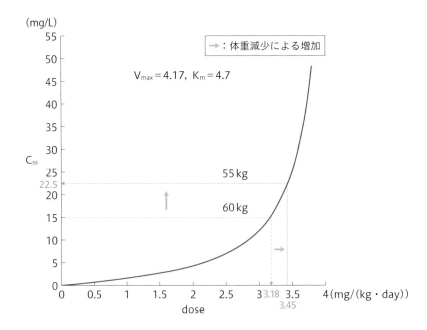

投与量は体重補正投与量に体重をかけて求めます．V_{max} も体重補正投与量として表されるので，60 kg：4.17 × 60 = 250.2 mg/day から 55 kg：4.17 × 55 = 229.4 mg/day と小さくなります．非線形性が強く表わされることの説明にはなりませんが，体重の減少が細胞外液量に影響する結果，分布容積が変化するものと考えます．治療濃度付近での PHT の体内動態は微妙なバランスで保たれており，体重の増減が PHT の分布やクリアランスに影響し，その結果，血中濃度が大きく変動すると思われます．

紹介したように，コントロール良好時の採血値が 1 つあれば，ベイジアン法を組み込んだソフトウェアなどを用いて V_{max} と K_m を精度よく推定することができます．定常状態到達前であっても理論的に投与量を設定できることは臨床的に意義あることです．

もし，体重の減少から十分な時間が経っており，定常状態での血中濃度が測定できれば，体重の変動 (60 kg → 55 kg) に伴う 2 つの血中濃度 (15.0 → 22.5) がわかります．したがって，式 (1) に代入した連立式①と②から V_{max} と K_m を求めることができます．

3.17（∵ 200 × 0.95 ÷ 60）= V_{max} × 15.0/(K_m + 15.0)　　　　　…… ①

3.45（∵ 200 × 0.95 ÷ 55）= V_{max} × 22.5/(K_m + 22.5)　　　　　…… ②

V_{max} = 4.20 (mg/(kg・day))，K_m = 4.92 (mg/L)

以上のように PHT では治療量と中毒量が近く，かつ非線形の薬物動態を示すため，線形の薬ではほとんど問題にならないような体重の変動でも投与設計の見直しが必要になります．

 参考

V_{max} と K_m は患者固有の定数であり，V_{max} と K_m を未知数とする連立式による解法を紹介しました．一方，次のように作図から簡便に求める方法もあります．

式(1)を変形すると，横軸D/C_{ss}，縦軸Dとする直線の式(2)になります．

$$F \times D = -K_m \times \frac{F \times D}{C_{ss}} + V_{max} \qquad \cdots\cdots (2)$$

2つのC_{ss}と対応するDから，横軸にD/C_{ss}，縦軸にDをプロットし，描かれた直線の切片と傾きから求めることができます（**下図**）．

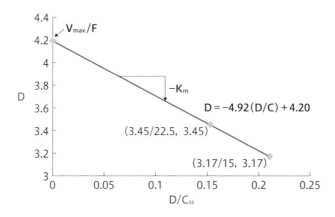

このグラフは，Eadie-Hofstee（イーディー＝ホフステー）図と呼ばれます．ミカエリス・メンテン式を線形化する手法の1つです．詳細は他書に譲ります）．

◎ **参考文献**

福岡憲泰：外来患者でのフェニトイン投与設計への参画．TDM研究，18 (3)：232-235，2001.

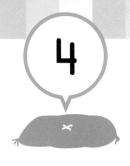

4 投与設計に及ぼす体温変動の影響——ミダゾラム

　「薬のうごき」にはたらきかけるものには，臓器の代謝酵素や血液中の蛋白など多くのものが知られています．ところで「体温」についてはどうでしょうか？「薬のうごき」は通常体温下（36 〜 38℃）で調べられることが多く，体温が極端に低下したときには予想もしない「薬のうごき」もあるようです．

　脳低温療法では治療として体温を下げ，その後，通常体温に戻します．このとき持続投与されるミダゾラムの体内動態に関する知見を紹介します（本項は「体温の変動が薬物動態に及ぼす影響」を中心に述べます．治療に関する詳細は他書に譲ります）．

 ## 脳低温療法

　脳が外傷などの損傷を受けた場合，脳温を下げた状態（低体温下）にすることで脳を保護するとともに回復を促します．一方で体温の降下や表面冷却は，交感神経を賦活させるので，からだにとっては多大な侵襲になります．恒常性は筋肉を震わせることで熱を産生し体温を維持しようとします．脳低温療法中は侵襲に見合う麻酔療法のために鎮静薬や鎮痛薬，また，筋肉の熱産生を抑えるために筋弛緩薬などが投与されます．

① 体温の管理

治療中の体温（鼓膜温として計測）は**下図**のような経過をたどります．

導入期：集中治療室（ICU）に入室後，速やかに体温を目標（32 〜 33℃）まで下げます．

低温期：目標体温を 2 〜 3 日間維持します．

復温期：体温を緩徐（0.5 〜 1℃ / 日）に上げ通常体温に戻します．

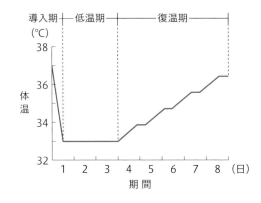

薬物動態に影響を及ぼす生理学的変化

低体温下で認められる変化は，いずれも薬の消失を遅延させます．

代謝：肝血流量の低下，酵素活性の低下．

排泄：腎血流量の低下．

分布：血管透過性の亢進．

対象薬物の医薬品情報

ミダゾラム (MDZ) の添付文書・インタビューフォームより下記の情報を収集できます．

効能・効果：麻酔前投薬，全身麻酔の導入と維持．
　　　　　　集中治療における人工呼吸中の鎮静．
　　　　　　ふるえの防止．

用法・用量：鎮静剤として治療中点滴にて持続投与．
　　　　　　集中治療における人工呼吸中の鎮静．
　　　　　　$30 \sim 180\,\mu\mathrm{g}/(\mathrm{kg \cdot hr})$ $(0.5 \sim 3\,\mu\mathrm{g}/(\mathrm{kg \cdot min}))$．

薬物動態：代謝，排泄　主として CYP3A4 で代謝．
　　　　　　70~90% が代謝物として尿中排泄．

薬物動態パラメータ (静脈内持続投与)：

- 分布容積 (V_d)：$1.0 \sim 2.7\mathrm{L/kg}$
- クリアランス (CL)：$6.1 \sim 9.7\,\mathrm{mL}/(\mathrm{min \cdot kg})$
- 消失半減期：$1.9 \sim 3.2\,\mathrm{hr}$
- タンパク結合率：96%
- 肝抽出率：約 0.3
- 鎮静作用：$50 \sim 150\,\mu\mathrm{g/L}$

（図：ミダゾラム）

ミダゾラム

低体温下での MDZ の血中濃度

 医師の疑問

「添付文書の用量は通常体温下の条件だが，低体温下で使っても問題はないだろうか？　次のことを危惧するので血中濃度で確認したい．」

- 薬物動態の変動 (特に血中濃度の上昇) について．
- 減量の必要性とその目安について．

② 結 果

▶患者背景（下表）

ICU にて MDZ が持続投与された 15 例（治療前の肝および腎機能は正常）.

	体温管理	性 別	年齢（歳）	身長（cm）	体重（kg）	原疾患	GCS
1		男	23	152	50	TBI	8
2		女	25	152	63	TBI	7
3		男	61	160	57	TBI	6
4	低体温	男	61	170	65	TBI	8
5		女	71	160	55	SAH	7
6		男	18	183	90	TBI	6
7		男	65	165	65	TBI	8
8		男	60	170	65	TBI	6
9		男	61	160	60	ECP	8
10		男	42	160	75	SAH	8
11		男	82	160	59	TBI	8
12	通常体温	男	19	185	80	TBI	6
13		女	70	155	50	TBI	8
14		男	18	177	76	TBI	8
15		女	65	150	55	SAH	8

TBI：外傷性脳損傷，SAH：クモ膜下出血，ECP：脳炎，GCS：Glasgow Coma Scale

▶体温および血中濃度の変動

• 通常体温下

投与開始 48 時間もすると定常状態が現れます（**下図**）.

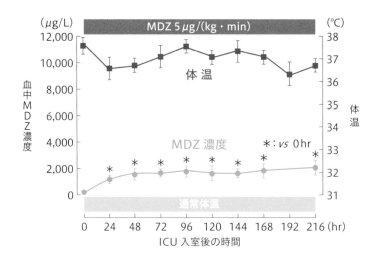

• 低体温 〜 復温 〜 通常体温

　低い体温を維持 (低体温期) した後，徐々に体温を上げます (復温期)．この間 MDZ を一定速度で投与しているにもかかわらず定常状態は現れず，血中濃度は上昇し続け，その後急激に降下に転ずる二相性の挙動を示しました．復温期の途中，血中濃度が降下に転じた 34 〜 35℃付近の体温域を「転換体温域」と呼び，復温期のうち濃度が降下する期間を「体温回復期」と表します (**下図**)．

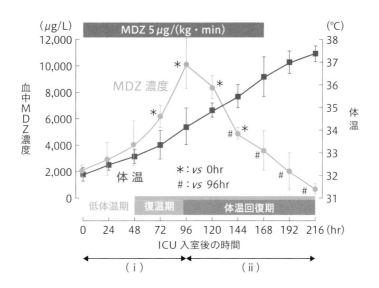

　体温の「転換体温域」を境に以下のように (ⅰ) と (ⅱ) の期間に分けたとき，血中濃度は次のように変動しました．

(ⅰ) 低体温 〜 転換体温域

　• MDZ がほとんど消失していないかのように血中濃度が上昇した．

　• 血中濃度は通常体温の 5 〜 6 倍の値にまで上昇した．

(ⅱ) 転換体温域 〜 通常体温

　• 直線的に上昇していた血中濃度が急激に降下に転じた．

▶**動態パラメータの比較**

　期間 (ⅰ) と (ⅱ) における動態パラメータの推定値を示します．(**下表**)

	低体温患者(n = 8)		通常体温患者(n = 7)
	(ⅰ)	(ⅱ)	
V_d	245 ± 65	134 ± 70	125 ± 13
	└────*────┘		
k_{el}	0.0001 ± 0.002	0.05 ± 0.01	0.07 ± 0.01
CL	0.0007 ± 0.01	0.12 ± 0.02	0.13 ± 0.01
	└────*────┘		

＊：p < 0.05，k_{el}：消失速度定数(1/hr)

体温は，以下のように動態パラメータに影響することがわかりました．

- 低体温下では CL がほとんど 0 (CL ≒ 0) になっていること．
- 転換体温域までは CL ≒ 0 の状態が続くこと．
- 転換体温域以上に体温が回復すると CL は通常体温下と同じにまで戻ること．
- 低体温下では Vd が増大すること．

水槽モデルで考えると，低体温下で CL ≒ 0 になっている状態は水槽における水の流出入がほぼ止まっている状態のイメージになります．

③ 低体温下でのクリアランスの変動

MDZ は肝代謝薬物なので，CL が著明に変動する要因には次のことが考えられます．

▶酵素活性の低下

通常体温との差は 5℃ ほどであり，*in vitro* の実験系からは 5℃ の低下における酵素活性の低下は 30％ 程度です．CL ≒ 0 となるほど活性が大きく低下するとは考えられません．

▶血流の低下

治療中の心拍出量は管理されるので，肝および腎血流量が大きく低下することはありません．MDZ の肝抽出率が約 0.3 なので，血流量が低下しても CL は大きく影響を受けるとは思われません．また，タンパク結合についても CL ≒ 0 となるほど大きく変動しないと考えられます．

いずれも CL が低体温期に著明に低下し，転換体温域以上で急激に回復する現象を説明できるような理由にはなりません．*in vitro* の実験系や通常体温下の観察からは推測できないような現象が認められたと考えます．

④ 効果と体温の関係

▶効果・副作用

医師によると効果は十分であり，副作用はなかった．

▶血中濃度と効果 (薬力学) の関係

脳を損傷している例が多く，脳波を調べることができませんでした．したがって，低体温下での「血中濃度」と「脳波で確認する鎮静効果」の関係 (薬力学的変化) はわかりませんでした．

▶減量の必要性

血中濃度は通常体温の 5 ～ 6 倍にまで高くなりましたが，副作用は認められていません．さらに低体温下の動態学・薬力学的変化が明らかになっていません．したがって，減量の必要性およびその指標についてはわかりませんでした．

🎐 参考文献

N Fukuoka, M Aibiki, et al : Resuscitation, 60 (2) : 225-230, 2004.

5 「3つのみかた」で 血中濃度を推論する

　以下の第85回薬剤師国家試験問題 (一部改変) を臨床事例として，ジゴキシン服用患者の血中濃度推移を3つの方法で推論しましょう．

　数ヶ月間にわたって毎日ジゴキシン0.25mg錠1錠を自宅で服用していた患者 (体重50kg) が，ジゴキシン中毒の疑いで入院した．
　入院直後のジゴキシン服薬前の最低血中濃度が4.0ng/mL (μg/L) を示したので服薬を中止した．ジゴキシン血中濃度が4.0μg/Lから2.0μg/Lに低下するにはどれくらいの時間を要するか．
　なお，ジゴキシン錠のバイオアベイラビリティは0.7，分布容積は4.8L/kgであり，最低血中濃度は平均血中濃度とみなすことができる．
　　1. 27hr　　2. 38hr　　3. 1.9day　　4. 2.7day　　5. 3.8day

上記問題文の要旨は以下の3点です．
- 定常状態における中毒発現．
- 消失半減期 (回復にかかる時間) の推定．
- 薬物動態パラメータ値と血中濃度の取り扱い．

 ## 「数式」で導く

　定常状態での平均血中濃度 $C_{ss\,(ave)}$，消失速度定数 ke とすると，その関係は下式のように示されます．

$$C_{ss\,(ave)} = F \times D / (ke \times Vd \times \tau) \rightarrow ke = F \times D / (C_{ss} \times Vd \times \tau) \qquad \cdots\cdots (1)$$

　式 (1) に，$C_{ss\,(ave)} = 4.0\,\mu g/L = 4.0 \times 10^{-3}\,mg/L$，投与量：D = 0.25mg，バイオアベイラビリティ：F = 0.7，分布容積：Vd = 4.8L/kg，投与間隔：τ = 1day を代入すると，

$$ke = 0.7 \times 0.25 \div (4.0 \times 10^{-3} \times 4.8 \times 50) = 0.182/day$$

　ジゴキシンの血中濃度が 4.0μg/L から 2.0μg/L に低下する時間は血中消失半減期に相当するので，下式より求めることができます．

$$血中消失半減期 = \ell n\,2 \,(自然対数の2：\log_e 2) \div ke = 0.693 \div 0.182 = 3.8\,day$$

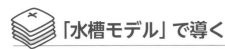 **「水槽モデル」で導く**

水槽モデルを使って，ジゴキシンのうごきをイメージします．

シーン1：定常状態なので，水槽中には「ジゴキシン溶液」があり，その濃度は常に変動しています．

シーン2：ある時点で，ジゴキシンが水槽中に投入されます．その後，濃度測定（採血）までの1日間に流れ出る溶液を溜めておきます．

シーン3：1日後に水槽中の濃度（最低値）を測ります．

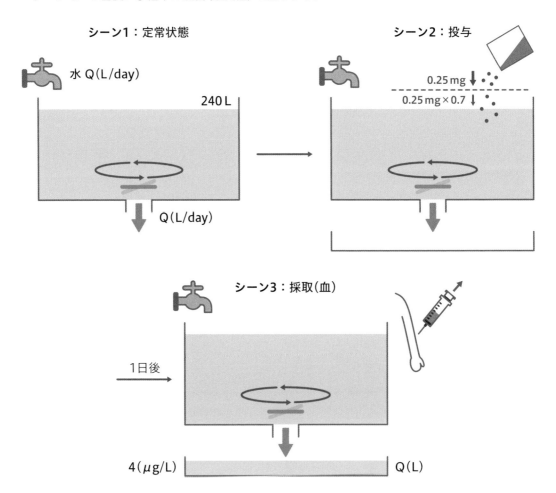

1) 分布容積は水槽の容積として求めることができます．

　分布容積（水槽の容積）= 4.8L/kg × 50kg = 240L

2) 1日あたりジゴキシンの吸収量は，バイオアベイラビリティが0.7なので，以下の通りです（p.42，「生体内利用率」参照）．

　0.25mg/day × 0.7 = 0.175mg/day　　　　　　　　　　　　　　…… (A)

3) 1日あたりの流出流量を QL/day とすると，服用から採血までの1日間で QL が溜まります（p.15，「クリアランス」参照）．1日間溜まった溶液の濃度が平均濃度であり，水槽内濃度（最低値）と同じとみなします（実際は少し違います）．ジゴキシンの1日流出（消失）量は以下の式で表されます．

$$4\mu g/L \times Q\ L/day \qquad\qquad\qquad\qquad\qquad\qquad \cdots\cdots (B)$$

4) 定常状態では，1日あたり　投与量 (A) ＝流出（消失）量 (B) の関係が成り立ちます．

$$0.175\,mg/day = 4\mu g/L \times QL/day$$
$$Q = 43.75 L/day$$

5) Q はクリアランスであり，総容積 240L に対する Q の割合は消失速度定数（p.24，「消失速度定数」参照）に相当します．

$$Q \div 総容積 = 43.75 L/day \div 240L = 0.182/day$$

6) 消失半減期は消失速度定数から求められます．

$$消失半減期 = 0.693 \div 0.182/day = 3.8 day$$

（p.63，「クリアランス＝分布容積×消失速度定数の考え方」参照）．

 ## 「健常状態」と比較する

おそらく臨床場面では次のように対処すると思われます．
- 数時間後に採血し，減少した血中濃度から消失速度定数を算出する（ただし，長時間必要）．
- 時間に猶予がないときには，血清クレアチニン値 (Scr) からクレアチニンクリアランス (CLcr) を求め，全身クリアランス (CL)＊の見当をつける．
  （参考　＊うっ血性心不全：CL ＝ 体重 × 0.33 mL/(kg・min) ＋ 0.9 × CLcr）

ところで，この事例については以下のような経過が予想されます．
- 当初は健常な排泄下で投与を始めたが，途中から排泄が滞り中毒に至った．
- （考えにくいが）当初から排泄に見合う投与量ではなかった．

いずれにせよ，中毒を期待して投与することはありません．0.25 mg/day で到達する治療濃度を目標に投薬されています．

排泄能を健常とみなした場合，0.25 mg/day で到達するおおよそのトラフ値を推測することができます．このトラフ値と 4μg/L を比較することで患者の CL と消失半減期を推測できます（長時間かけて濃度が下がるのを待つ以外は，いずれもパラメータの中央値による推測です．紹介する方法でも大きく見誤ることはないと考えます）．

本患者が健常な排泄能 (腎機能) と想定します.

1) ジゴキシン 0.25 mg/day から想定されるトラフ値は 1.5 〜 2.0 μg/L になります. この血中濃度を目標に 0.25 mg/day の量が設定されたと考えられますから, 健常時の治療濃度として中央値の 1.75 μg/L を仮定します (いくつか報告されていますが, 血中濃度は約 1.7 μg/L と予測する報告[1]を多く目にします. 治療域は一般に 0.5 〜 2.0 μg/L と言われてきましたが, 効果が得られれば低濃度が望ましく, 0.5 〜 1.5 μg/L が妥当と考えられます[2]).

2) この患者のトラフ値は 4.0 μg/L と健常の中央値の 4/1.75 倍です. CL はトラフ値と反比例するので, 患者 CL は健常の 1.75/4 倍と推測されます (p.72,「肝・腎機能低下時の投薬の考え方」参照).

3) CL が低下すると消失半減期 ($t_{1/2}$) は延びる (CL と $t_{1/2}$ は反比例する) ので, $t_{1/2}$ の値は健常の 4/1.75 倍になります (参照:CL = Vd × 0.693/$t_{1/2}$).

4) 健常時でのジゴキシンの $t_{1/2}$ は, 約 40 時間であることから, 患者の $t_{1/2}$ は以下の通り推測することができます.

$$t_{1/2} = 約 40 \times (\frac{4}{1.75}) \div 24 = 約 3.81\ (day)$$

〔$C_{ss\,(ave)}$ と $t_{1/2}$ は比例するので, 直接 2) から 4) とも推論できます〕

$$(参照:C_{ss\,(ave)} = \frac{\frac{D}{\tau} \times t_{1/2}}{Vd \times 0.693})$$

以上をまとめると**下表**のようになります.

	健常を想定	患者
①治療 (目標) 濃度 ↓	1.5〜2.0:(1.75) μg/L	→ 4.0 μg/L (4/1.75に上昇)
②クリアランス ↓	1	→ 1.75/4 に低下
③消失半減期 ↓	1	→ 4/1.75 に延長
④消失半減期	約40時間	→ 40 × 4/1.75 ÷ 24 ≒ 3.8 日

　先の治療濃度が 1.75 μg/L ではなく上限値の 2.0, 下限値の 1.5 μg/L とすると, 消失半減期はそれぞれ 3.3 day, 4.4 day と推定されます.

　ジゴキシンは次の特徴を有するので, 以上のような推論ができます.

- 線形の動態であること.
- 消失半減期が長くトラフ値の変動が小さいこと.
- 腎排泄型薬剤であること.

　非線形の動態を示す薬(フェニトインなど)ではこのような推論はできません.

　紹介する比較は同一患者を想定するので,体重,分布容積,バイオアベイラビリティは相殺され,クリアランスのみになります.水槽モデルでは流出流量のみの比較になります.

参考文献

1) 改訂 ウィンターの臨床薬物動態学の基礎,樋口駿 監訳,p200,テクノミック,2005.
2) 日本循環器学会,日本TDM学会:ダイジェスト版 2015年版 循環器薬の薬物血中濃度モニタリングに関するガイドライン,p71,2015.

索 引

🪭 著者略歴

福岡 憲泰(ふくおか のりやす)　　博士 (臨床薬学・医学)

1981 年　徳島大学薬学部製薬化学科 卒業

1981 年　徳島大学医学部附属病院薬剤部

1983 年　香川医科大学医学部附属病院薬剤部

2004 年　香川大学 (統合による名称変更) 医学部附属病院薬剤部　副薬剤部長

2013 年　日本大学薬学部 病院薬学研究室 教授　現在に至る

塩とメダカとくすりのうごき。
水槽図でイメージする薬物動態の本

────────────────────────────

2022 年 8 月 1 日　1 版 1 刷　　　　　　　　　　©2022

著　者
ふくおかのりやす
福岡憲泰

発行者
株式会社 南山堂　代表者 鈴木幹太
〒113-0034　東京都文京区湯島 4-1-11
TEL 代表 03-5689-7850　　www.nanzando.com

ISBN 978-4-525-72751-2